# LE COMPOSITE

**Matériau pour restaurations esthétiques**

*Applications cliniques*

# LE COMPOSITE

## MATÉRIAU POUR RESTAURATIONS ESTHÉTIQUES

### Applications cliniques

Albert G. VERMEERSCH *Professeur Émérite*

José VREVEN *Professeur de Pathologie et Thérapeutique Dentaires Louvain-en-Woluwe*

éditions cdp

ISBN 2-902896-35-2

# AVANT-PROPOS

Restaurer une défectuosité dentaire au moyen d'un matériau plastique d'aspect semblable à celui de l'émail est un objectif poursuivi depuis longtemps déjà, en fait depuis le jour où l'amalgame d'argent fut mis au point et préconisé comme matériau d'obturation plastique en remplacement de l'or. En effet, l'absence totale d'esthétique de ce nouveau matériau métallique et le peu de succès qu'il rencontra, au début, parmi les membres de la profession, incitèrent certains chercheurs à mettre au point un matériau plus esthétique, du moins pour les dents antérieures.

C'est le silicate d'alumine qui fut l'ancêtre et, en une période où ni la plupart des dentistes, ni les patients n'étaient particulièrement exigeants, ce matériau fut considéré comme satisfaisant et son utilisation se prolongea pendant près d'un demi-siècle. Ses défauts qui, à l'époque, semblaient inéluctables s'avérèrent à la longue de plus en plus gênants. Un produit nouveau fit alors son apparition : la résine synthétique auto-polymérisante, qui se révéla rapidement pire que le silicate d'alumine.

Le principe du matériau polymérique fut cependant retenu, mais une charge inorganique lui fut adjointe. Les défauts inhérents à la phase organique, déjà améliorée par l'usage d'une molécule polymérique mieux structurée, furent encore notablement compensés par l'ajout de cette phase inorganique dispersée et chimiquement unie à la première. Le composite était né.

Certaines propriétés remarquables le firent rapidement adopter par la profession. On dut, toutefois, lui reconnaître également certains défauts. Le fait qu'il se rétracte en durcissant, et qu'il possède un coefficient d'expansion thermique nettement plus élevé que celui de la dent, sont à l'origine d'un manque évident d'étanchéité.

Ce défaut inquiétait évidemment les cliniciens et chercheurs. Il semblait cependant pouvoir être corrigé en faisant usage d'un polymère sans rétraction de prise, mais celui-ci, quoique déjà mis au point, n'a pas encore pu être exploité par l'industrie. Cette grave imperfection a pu cependant être compensée en conférant au composite une propriété d'adhésivité, ce qu'aucun matériau d'obturation ne possédait jusqu'alors.

Les chercheurs s'évertuèrent au début à rechercher un produit polymérique en mesure de se greffer, d'une part, au composite et d'établir, d'autre part, une réaction chimique avec la substance organique ou inorganique de la dent. Plusieurs adhésifs de cette nature existent déjà, mais aucun n'est parvenu à satisfaire pleinement ni les chercheurs ni les cliniciens.

Heureusement on a trouvé entre-temps une technique permettant de faire adhérer le composite mécaniquement à l'émail, grâce à un prétraitement de sa surface au moyen d'un acide.

Une autre imperfection majeure du composite est apparue lorsqu'on a voulu en faire usage pour l'obturation des cavités de la classe I et II : son manque de résistance à l'usure. Ce défaut a pu, également, être corrigé en modifiant la structure du matériau et principalement celle de sa phase inorganique. C'est ainsi que le composite est peut-être en passe de supplanter l'amalgame pour la restauration des dents postérieures.

Le présent ouvrage ne peut aborder les grands problèmes de la nature du matériau, ni de ses propriétés, ni de son comportement en bouche. D'innombrables articles et quelques monographies ont été consacrés à ces sujets et nous conseillons au lecteur de les consulter afin de mieux connaître le matériau et de le mieux exploiter.

Le but essentiel de ce petit ouvrage est de familiariser le lecteur, qu'il soit étudiant ou praticien averti, avec une technique clinique éprouvée. Celle-ci a considérablement évolué depuis l'avènement du composite et le dentiste s'est vu confronté avec des nouvelles conceptions de taille de cavité. Les bons cliniciens s'efforçaient naguère de suivre à la lettre les principes de Black en la matière, encore que ceux-ci avaient déjà été battus en brèche lorsque le silicate d'alumine est venu remplacer l'aurification pour l'obturation des dents antérieures.

Au début de l'emploi du composite, l'architecture cavitaire resta identique à celle mise en œuvre pour le silicate. Que ce soit pour une classe III ou V, les cavités étaient obligatoirement rétentives et la technique de mise en place d'un silicate ou d'un composite ne différait guère.

Cela changea lorsqu'après avoir inventé le procédé de mordançage pour les obturations prophylactiques des puits et fissures, Buonocore (1955, 1975) préconisa d'en faire usage également pour l'obturation des cavités. Ceci constitua un pas décisif dans l'évolution des traitements dentaires conservateurs.

Nous envisagerons donc de revoir, dans le premier chapitre, la conception de taille des cavités dans une optique relativement différente de celle préconisée par Black mais qui, pour les restaurations en composite, semble donner des résultats tout à fait satisfaisants. Dans un deuxième chapitre nous parlerons du traitement dentinaire qui doit précéder l'obturation proprement dite, c'est-à-dire l'isolation du champ opératoire, la toilette de la cavité et la protection pulpo-dentinaire. Le troisième chapitre sera consacré à la recherche de l'adhésion du composite aux tissus dentaires, adhésion destinée à assurer à l'obturation sa rétention et son étanchéité. Le quatrième chapitre énumérera les différents types de composite et citera les diverses classifications qui ont été proposées. Celle qui, au point de vue de la pratique clinique, nous a semblé la plus intéressante et que nous avons adoptée en dressant le tableau des composites les plus courants, est basée sur les deux méthodes de polymérisation. La suite du chapitre sera d'ailleurs consacrée à la description, d'une part, de la chimiopolymérisation, la plus ancienne, et, d'autre part, la photopolymérisation qui, à l'usage, s'est avérée la plus performante.

La pose du composite dans la cavité, correctement préparée à le recevoir, fera l'objet du cinquième chapitre. Nous y décrirons, en premier lieu, la technique qui fait appel à la photopolymérisation, que nous considérons comme étant la plus indiquée. La chimiopolymérisation fera l'objet d'une description plus succincte, mais néanmoins complète. Le sixième chapitre traitera de la finition de la restauration avec quelques considérations sur l'application éventuelle de glaze. Un septième chapitre sera consacré aux échecs rencontrés, à court ou à moyen terme, par les restaurations en composite, à la recherche de leurs causes ainsi qu'aux remèdes à y apporter.

Le dernier chapitre, que nous considérons comme fort important, sera consacré à l'obturation prophylactique des puits et fissures au moyen de résine. Nous croyons que ce traitement préventif trop peu utilisé, secondé par une prophylaxie fluorée bien équilibrée, parviendrait à éliminer un grand nombre de caries du jeune âge et épargnerait ultérieurement à nos patients un pourcentage important de soins conservateurs.

Hélas, en attendant, nous devons exercer au mieux notre profession de thérapeute et apprendre et ré-apprendre à faire le meilleur usage des matériaux d'obturation anciens et nouveaux mis à notre disposition.

Dans le domaine qui nous intéresse actuellement, il semble évident que, sans encore être pour autant arrivé à la perfection, nous possédions un excellent matériau pour la restauration des dents antérieures. En ce qui concerne l'obturation des dents postérieures, nous sommes encore en pleine évolution et on peut sans doute s'attendre à des notables améliorations. BOWEN n'a-t-il pas dit lors d'un symposium en 1978 : « *Composites have been an improvement over the materials they replace in dental therapy, but the advances to date will probably seem trivial in comparison to what will develop soon.* »

Tout le monde n'est pas aussi optimiste. NEWMAN, 1987, pour sa part, demande aux praticiens d'être prudents et de ne pas se laisser entraîner par la publicité trop souvent trompeuse : « *We cannot ethically accept every claim and use those claims as a reason for selling dentistry to our patients.* » Cet auteur croit que l'amalgame est encore toujours le meilleur matériau d'obturation pour les dents postérieures. Il est peut-être impertinent, dans cette monographie consacrée à un matériau qui cherche à le remplacer, de dire que nous le croyons aussi, mais il n'empêche que nous sommes convaincus que le composite est arrivé à un tel stade de qualité qu'il est tout à fait justifié d'en faire usage pour les dents postérieures dans des cas bien sélectionnés. Mais, ne nous y trompons pas, la technique de l'amalgame est déjà bien exigeante, mais celle du composite l'est bien plus encore. Pour en faire le meilleur usage il faut bien le connaître et correctement l'employer. Vous y aider est le but de cet ouvrage.

## Remerciement

Nous désirons exprimer notre gratitude toute particulière à MM. A . VRIJHOEF, Natuurkundig Ingenieur, Ph. D. de la Katholieke Universiteit de Nijmegen, co-auteur avec A. VERMEERSCH d'un ouvrage exhaustif sur le composite, incluant des notions fondamentales sur le matériau et sa microstructure, analysant en détail toutes ses propriétés et examinant son comportement en bouche, c'est-à-dire sa biocompatibilité, ses possibilités d'adhésion et sa détérioration. La partie clinique en était un peu moins développée que celle du présent ouvrage. Ce travail, non encore publié, a servi grandement à l'élaboration de ce livre-ci consacré plus particulièrement à la technique clinique.

Nous remercions également Pierre DELMELLE pour les nombreuses photos cliniques qu'il a prises spécialement pour illustrer plusieurs phases de mise en œuvre des obturations en composite, ainsi que Yves DELGHUST pour les photos de sa collection dont il a bien voulu nous faire bénéficier.

# INTRODUCTION

Avant d'entamer le premier chapitre traitant de la taille des cavités destinées à l'obturation en résine composite, il est utile d'émettre quelques *considérations concernant les indications générales du composite* en tant que matériau d'obturation.

Jusqu'à maintenant, les matériaux d'obturation esthétiques étaient essentiellement destinés à la restauration des cavités visibles des dents antérieures. De toute évidence la cavité de la classe III dans les six dents antérieures était la plus concernée. Elle était suivie de près par la cavité de collet des dents antéro-supérieures, atteignant parfois la première prémolaire supérieure. Toutes les autres cavités étaient obturées à l'aide d'amalgame ou d'inlay en or. En ce qui concerne la cavité de la classe IV, elle a, jusqu'à l'avènement du composite, toujours posé de sérieux problèmes.

Lorsque la résine composite apparut sur le marché, les choses commencèrent à évoluer. Assez lentement au cours de la première décennie, car ce nouveau matériau esthétique s'attacha aux mêmes indications que son prédécesseur, le silicate d'alumine, et la taille des cavités ne changea guère. La première tentative un peu plus audacieuse de la part du composite fut la restauration de la classe IV. Lorsqu'on constata que ce matériau résistait à l'impact des forces incisives, on tenta d'élargir son champ d'action aux molaires et prémolaires. Simultanément, les fabricants améliorèrent certaines propriétés physiques du composite pour les rendre aptes à remplir ce nouveau rôle.

A l'heure actuelle, nous avons un très large éventail d'indications pour ce matériau esthétique.

*Pour l'obturation de la classe III*, c'est le seul matériau valable et il est employé dans tous les cas, sans une seule exception.

*Pour la restauration d'une classe IV,* l'indication est également devenue générale.

*Pour l'obturation de la classe V,* les avis sont partagés, car deux autres matériaux entrent également en ligne de compte. Pour les collets visibles, le composite remporte l'unanimité. Pour les collets semi-visibles, en particulier pour les atteintes non carieuses du type érosion, l'ionomère de verre, surtout depuis l'amélioration de certaines de ses qualités, trouve beaucoup d'adeptes. Pour les collets totalement soustraits à la vue, l'amalgame d'argent reste toujours un matériau très fiable, apprécié par de nombreux praticiens.

*Pour l'obturation des cavités des classes I et II,* malgré le fait que des composites spécialement adaptés ont été mis sur le marché, les controverses sont encore nombreuses. Il y a des adversaires inconditionnels mais, à notre avis, mal inspirés, car le composite a effectivement conquis un créneau valable dans les restaurations des dents postérieures. Il y a les adeptes inconditionnels qui ont tendance à dire que l'amalgame a vécu. Ceux-ci aussi devraient restreindre leur enthousiasme car la restauration en composite ne sera valablement indiquée que dans des cas sélectionnés. Elle ne devrait, d'ailleurs, n'être exécutée que pour des patients et par des praticiens sérieusement motivés. Il y a, enfin, les praticiens raisonnables qui évaluent intelligemment les avantages et inconvénients de cette nouvelle indication du matériau et en font usage à bon escient.

Il y a encore d'autres indications pour lesquelles le composite est utilisé. Citons : les reconstitutions esthétiques par facettes collées (Vreven et coll., 1984), les restaurations prothétiques collées (Valentin et Morin, 1984), les inlays en composite (Touati et Pissis, 1986) et la fixation, à l'aide de composite, d'appareils orthodontiques. Nous n'aborderons cependant pas ces sujets qui sortent manifestement du cadre du présent ouvrage, plus particulièrement consacré aux obturations.

# 1. LA TAILLE DE LA CAVITÉ

## LA CAVITÉ DE LA CLASSE III

Si nous commençons par la description de la cavité de la classe III, c'est précisément parce que c'est celle pour laquelle, à l'origine, le composite était plus particulièrement destiné. Nous entrerons, pour cette cavité, dans certains détails de préparation qu'il nous paraît important de rappeler mais qui ne seront plus répétés ultérieurement pour les autres classes.

### L'accès à la cavitation carieuse

Le choix de l'accès à la cavitation carieuse d'une face proximale d'une incisive ou d'une canine est dicté par la situation de l'atteinte carieuse. Suivant qu'elle se soit étendue vers la face vestibulaire ou vers la face palatine ou linguale, on entamera le travail par l'une ou l'autre des faces concernées. Si aucun accès direct n'est possible, on pénétrera évidemment par la face invisible, palatine ou linguale.

Il n'est peut-être pas superflu de rappeler ici l'avantage de procéder à un léger écartement extemporané entre la dent à soigner et sa voisine, pour faciliter l'accès à la cavitation et réduire ainsi l'importance de la forme de contour à donner à la cavité. Il existe pour ce faire des instruments spéciaux, tel, par exemple, le séparateur d'Ivory, mais ils sont généralement assez malaisés à utiliser pour les incisives et canines. On obtient déjà un résultat appréciable en faisant usage d'un coin de bois qu'en cours de préparation on enfonce progressivement entre les dents. Outre la facilité d'accès que cela procure, cette légère séparation assurera un meilleur point de contact de l'obturation lorsque les dents auront repris leur position initiale.

## La forme de contour

La forme de contour de la face d'accès sera dictée par la nécessité d'éliminer le tissu carié. Toute extension superflue doit être évitée et même un mur d'émail non soutenu par de la dentine du côté vestibulaire ne doit pas être éliminé (fig. 1-1).

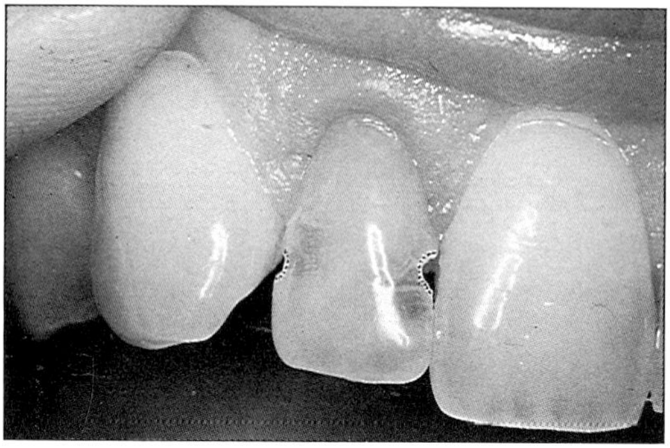

**Fig. 1-1.** Photographie de 2 cavités de la classe III dans une 12, montrant des murs d'émail de la face vestibulaire manifestement non doublés de dentine. Ils peuvent cependant être conservés. Il suffira de régulariser les bords comme indiqué au moyen de la ligne pointillée. *(Document* Y. DELGHUST.*)*

Cependant, au cas où l'accès est lingual, ce qui est le plus fréquent, et où la cavité ne s'étend pas jusqu'à la face vestibulaire, certains praticiens estiment préférable de déplacer le bord vestibulaire jusqu'à pouvoir introduire la pointe d'une sonde (fig. 1-2). Ceci dans le but d'être en mesure de déceler, après l'obturation, une imperfection marginale, débordement ou manque, qui ont tous deux intérêt à être corrigés. Si, en effet, l'imperfection est indétectable, l'accrochage plus aisé de la plaque pourrait être à l'origine de détérioration esthétique, si pas carieuse. D'autres cliniciens, moins enclins à redouter la récidive de carie, préfèrent, en nouvelle règle générale, s'en tenir à la taille de cavité minimale.

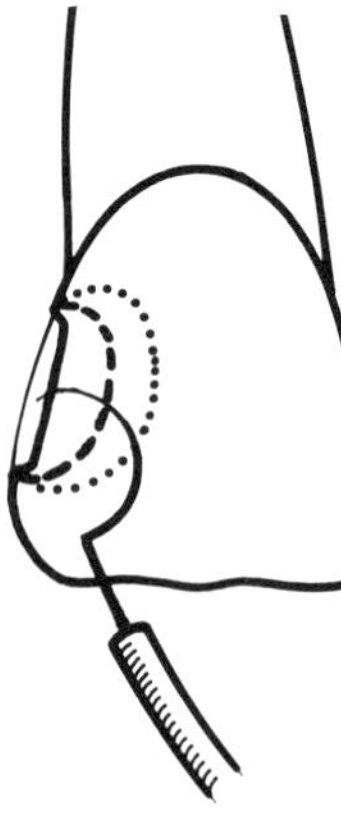

Fig. 1-2. Dessin montrant l'extension vestibulaire du contour de la cavité de classe III (ligne pleine), permettant l'introduction d'une sonde. La ligne à traits interrompus indique l'extension palatine et la ligne pointillée, le fond de la cavité.

Il va sans dire qu'aucune extension préventive sous-gingivale ne doit être recherchée.

Si une cavitation carieuse minime n'est pas directement accessible, il faut entamer la cavité au moyen d'un instrument diamanté de forme hémisphérico-tronconique inversée du type *a* ou *b* (voir, en fin de volume, le tableau XII et la figure A qui s'y rapporte *).

## L'élimination du tissu carié

Avant d'examiner le cas précis de l'élimination du tissu carié dans une cavité de la classe III, il est bon d'exposer brièvement la problématique de cette opération pour l'ensemble des atteintes carieuses.

Pour éliminer le tissu de carie, on fait généralement usage, à vitesse réduite, d'une fraise en carbure de tungstène, de dimension appropriée à celle de la cavité (voir page 186, le tableau XII et la figure B qui s'y rapporte). Selon nous, il est préférable de faire usage d'un excavateur. Cet instrument à main, encore appelé curette, n'est pas, comme on a trop tendance à le croire, démodé et hors d'époque. Manipulé avec habileté, il n'enlèvera précisément que la partie de la dentine malade qu'il convient d'éliminer. Les coudures et contre-coudures de ces curettes (fig. 1-3) permettent souvent l'accès à des endroits difficilement accessibles à la fraise. D'autre part, celle-ci, même à vitesse réduite, est beaucoup plus agressive et risque d'entamer inutilement, et même dangereusement, la couche de dentine hypercalcifiée, sous-jacente à toute région en évolution carieuse. Cette dentine sclérosée constitue la barrière protectrice idéale pour l'organe pulpo-dentinaire. L'intérêt de cette zone hypercalcifiée se manifeste encore plus spécifiquement dans l'éventualité où l'on fait usage de résine dentino-adhésive, sans interposition d'une substance isolante. Nous en reparlerons plus en détail ultérieurement.

Cette zone sclérosée est, cependant, fréquemment colorée et, si cet état de chose n'a aucune importance pour les classes I, II et V, nous verrons que, pour les classes III et IV, il peut se poser un problème d'esthétique.

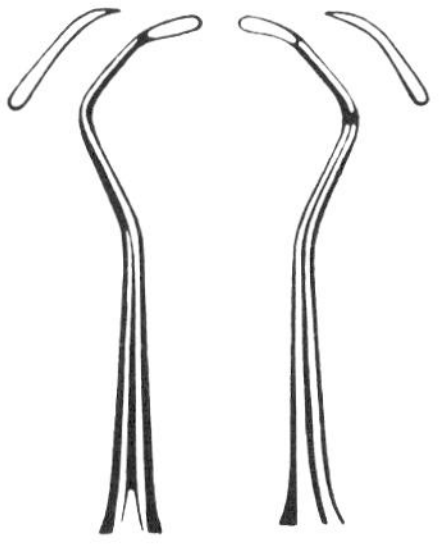

**Fig. 1-3.** Curettes à triple coudure pour cavités exiguës.

* Toutes les fraises que nous conseillons seront mentionnées dans le tableau XII en fin de volume.

A propos de l'élimination restrictive de dentine affectée, certains cliniciens vont encore plus loin. On a constaté que la dentine cariée, ramollie, située à une certaine profondeur est récupérable, dans ce sens que, correctement traitée, elle peut se reminéraliser, alors qu'une certaine fraction située en superficie est irrécupérable et doit être éliminée. Pour pouvoir établir la limite exacte de récupération, la firme japonaise Kuraray a mis au point une substance détectrice : le « Caries Detector » (fig. 1-4). Une goutte de ce colorant rouge est déposée sur la dentine suspecte et, après 10 secondes d'attente, on rince au moyen du spray. Si le tissu dentaire est irrécupérable, le colorant s'y maintient. Dans ce cas, il faut excaver davantage et refaire une nouvelle fois le test. Une dentine, même partiellement ramollie, mais qui possède encore suffisamment de substance collagénique pour assurer sa recalcification, ne se colorera pas avec ce détecteur et pourra être conservée. Cette technique, préconisée par FUSAYAMA, 1980, n'a trouvé que fort peu d'adeptes. Nous l'avons essayée mais rapidement abandonnée pour deux raisons. D'abord par suite de la complication des manœuvres successives et, ensuite, à cause de l'excessive coloration du produit qui se répand trop facilement au-delà de la zone à tester et dont la moindre trace résiduelle risque d'influencer l'aspect esthétique du composite placé ultérieurement.

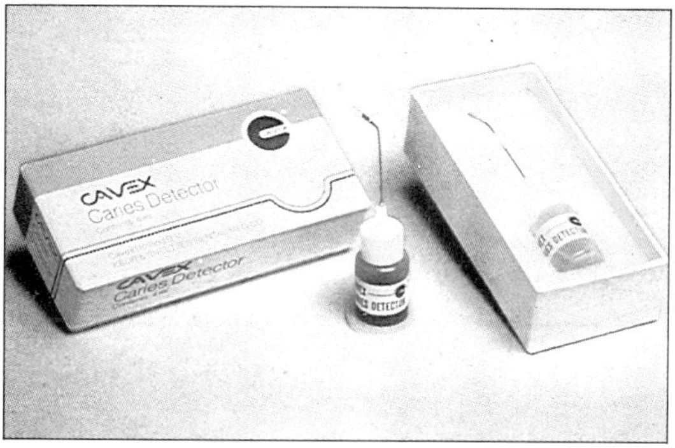


**Fig. 1-4.** Le « Caries Detector » permettant de détecter la dentine irrécupérable. *Document aimablement mis à notre disposition par la firme Keur & Sneltjes (Pays-Bas).*

De toute façon, le maintien de dentine déminéralisée ne devrait pas être recherché systématiquement, mais cette technique sélective peut trouver un intérêt dans les cas de carie profonde. En effet, ici l'élimination totale de tissu carié risque de dénuder la pulpe et si celle-ci n'a pas encore révélé une quelconque symptomatologie inflammatoire, il peut être intéressant de la traiter prophylactiquement. Dans les cas normaux, il n'y a aucun intérêt à conserver de la dentine cariée et certainement pas dans le cas de restaurations d'incisives et canines où le peu d'épaisseur des parois cavitaires risque de faire transparaître le tissu coloré sous-jacent.

Une autre méthode d'élimination sélective de tissu carié, qu'il convient peut-être de signaler, est le « Caries Removal System Caridex » qui réalise en quelque sorte une élimination chimiomécanique du tissu affecté. La technique consiste à injecter, sous légère pression, une solution acide de N-monochloro-DL-aminobutyrate (NMAB) dans la dentine cariée, qui de ce fait se ramollit, et de l'éliminer ensuite à l'aide de l'extrémité, en forme de curette, de l'instrument injecteur. Cette méthode proposée pour la première fois par SCHUTZBANK et coll., 1975 et 1978, a été testée par MCCUNE, 1986, et déclarée inoffensive, efficace et attrayante pour le patient. Nous n'oserions toutefois pas la recommander, vu les défauts et imperfections signalés par divers utilisateurs, la lenteur et le coût du procédé, ainsi que le manque de fiabilité concernant l'élimination parfaite du tissu carié.

Revenons-en au cas de la classe III qui nous intéresse pour l'instant. La forme de contour une fois réalisée, on extirpe soigneusement, de préférence au moyen de la curette, le tissu carié qui n'aurait pas été éliminé au cours de l'étape précédente. Il faut en plus, dans un souci d'esthétique, faire disparaître tout émail et dentine colorés, même si ces tissus sont bien minéralisés. En effet, dans le cas présent, tout tissu dentaire anormalement foncé transparaîtra à travers l'émail, parfois relativement mince, et hypothéquera le résultat esthétique de la restauration.

## La recherche de la rétention

La recherche de la rétention est sujette à réflexion. En principe, l'usage généralisé de la technique de mordançage-collage, que nous avons déjà signalée dans la préface, et que nous décrirons en détail au chapitre 3, assure une adhésion relativement satisfaisante du composite à l'émail, mais il nous appartient de juger si cette rétention sera suffisante. Nous pouvons craindre, en effet, que, pour une cavité de la classe III, cela pourrait ne pas être le cas, car les zones d'émail mordancées qui doivent servir d'ancrage risquent d'être très étroites, ou même inexistantes, au niveau de certaines parois, surtout au cas où on a jugé préférable de ne pas tailler de biseau.

Nous conseillons donc, pour les cavités de la classe III, d'être prudent et de considérer le mordançage uniquement comme une meilleure assurance d'étanchéité et, en cas de doute, de tailler, à l'aide d'une petite fraise ronde, une zone rétentive sous forme d'une rainure au niveau de la ligne d'angle axio-gingivale (fig. 1-5, 1). Cette façon de procéder est plus particulièrement indiquée dans le cas où le bord cervical de la cavité affleure la limite de l'émail et, surtout, dans l'éventualité où la limite de la cavité se situe dans la dentine radiculaire. Dans ce cas, en effet, la rétention de l'obturation par mordançage n'est pas réalisable dans cette zone. Creuser, en outre, un petit pertuis dans l'angle axio-vestibulo-palatin (fig. 1-5, 2) est parfois utile si trop peu d'émail est disponible pour le mordançage. Ajoutons toutefois que si on peut s'assurer d'une zone péricavitaire d'émail suffisamment importante et correctement mordancée, cette taille rétentive est superflue.

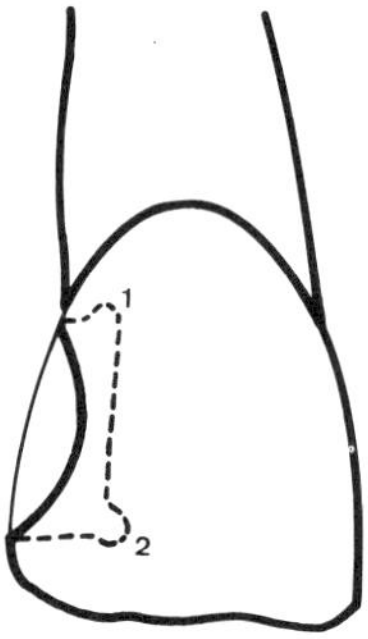


Fig. 1-5. Les rétentions dans la cavité de la classe III. La ligne pointillée représente le fond de la cavité. 1) rainure rétentive dans la ligne d'angle axio-gingivale ; 2) puits rétentif dans l'angle axio-vestibulo-palatin.

## L'achèvement

Arrivé à ce stade, il faudra vérifier s'il ne reste pas à la face palatine ou linguale, dans la zone d'impact des mouvements d'incision, des prismes d'émail non soutenus, qui risquent de se fracturer lors des mouvements complexes de la mastication. Il faudra cependant être particulièrement prudent si on fait usage d'un ciseau à émail, parfois conseillé pour cette manœuvre, car il risque de faire « sauter » plus d'émail qu'il n'est nécessaire. Il est préférable de faire usage d'un instrument diamanté du type *h* (voir tableau XII et figure E en fin de volume). L'effet peut en être mieux contrôlé.

Dans le cadre général du finissage de l'angle cavo-surface, de n'importe quelle cavité d'ailleurs, les avis divergent. En effet, deux options se présentent : l'angulation franche à 90°, souvent désignée par le terme anglais de « butt-joint », représentée sur la figure 1-6 A, et indiquée pour les restaurations en amalgame, et la taille d'un parachèvement du bord amélaire en biseau, comme imposée pour les inlays. En ce qui concerne les composites, mis à part le butt-joint, préféré par d'aucuns, cinq types de parachèvements ont été préconisés :

— le biseau classique, d'une largeur et profondeur de 0,5 à 1 mm, créant un angle cavo-surface de 135° et offrant à la restauration une angulation de 45° (fig. 1-6 B);

— le biseau profond de même largeur, créant un angle cavo-surface de 110° et offrant à la restauration une angulation moins aiguë, et donc plus résistante, de 70° (fig. 1-6 C);
— le biseau large d'une profondeur identique au biseau classique, mais plus étendu, créant un angle cavo-surface de 160° et offrant à la restauration une angulation relativement fine d'une vingtaine de degrés;
— le chanfrein concave, encore appelé congé, de 1 à 1,5 mm de rayon (fig. 1-6 E), offrant à la restauration une angulation de 90°;
— le chanfrein large de même profondeur, mais englobant une partie plus ou moins importante de la surface de l'émail périphérique (fig. 1-6 D).

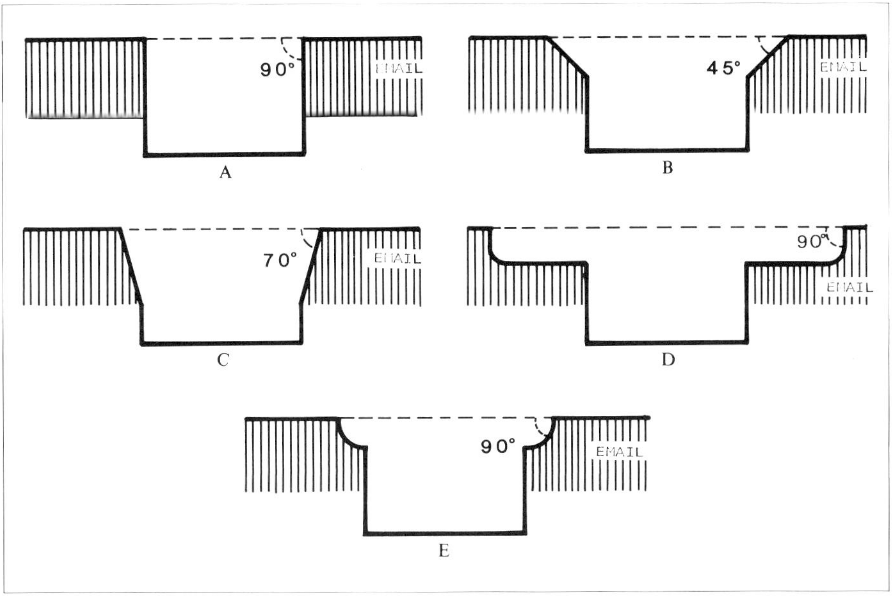


**Fig. 1-6.** Les différents finissages de l'angle cavo-surface : *A)* Butt-joint ; *B)* Biseau classique à 45° ; *C)* Biseau profond à 70° ; *D)* Chanfrein large ; *E)* Chanfrein concave.

La taille d'un biseau se fait à l'aide d'instruments diamantés. Selon l'emplacement du bord de cavité, nous utiliserons l'un ou l'autre des instruments repris au tableau XII et représentés sur les figures qui s'y rapportent (voir en fin de volume) :

— pour le biseau des faces occlusales des classes I et II la forme « i »;

— pour le biseau du bord proximo-gingival des classes II, III et IV la forme « j »;
— pour le biseau des classes III et IV la forme « h »;
— pour le chanfrein la forme « b », en en utilisant l'extrémité (fig. 1-7).

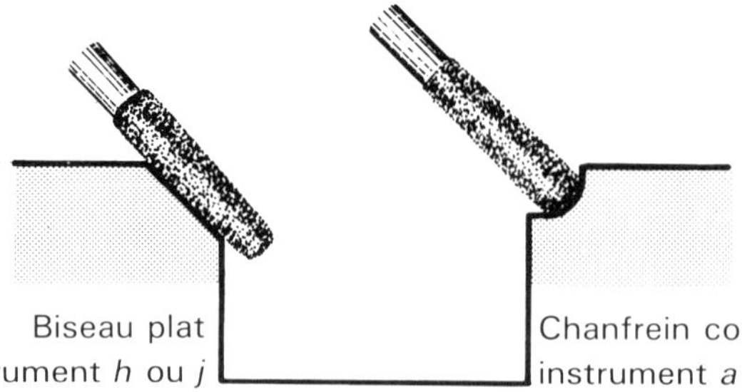


**Fig. 1-7.** Utilisation des instruments diamantés pour la taille des biseaux.
*N. B. :* Pour l'identification des instruments, se référer au catalogue du tableau XII et aux figures correspondantes en fin de volume.

Comme le tableau I l'indique, les différentes options présentent des avantages et des inconvénients. Il n'existe pas encore de consensus concernant le type de parachèvement idéal d'une cavité destinée à une obturation au composite. Nous avons rencontré des avis divergents, même chez les praticiens les plus concernés. Il appartient donc à chacun, du moins jusqu'à nouvel ordre, d'appliquer la méthode qui semble convenir le mieux à ses habitudes de travail et à sa conception de la perfection, et de surveiller le comportement ultérieur de chaque cas d'espèce. Un colloque, rassemblant un jour des praticiens en mesure de communiquer les résultats de leurs expériences personnelles en ce domaine, pourrait éventuellement arriver à des conclusions constructives à cet égard.

Examinons, en attendant, l'avis de quelques auteurs. ERIKSEN et BUONOCORE, 1976, ont montré que les obturations faites dans des cavités à angulation franche (butt-joint) n'empêchaient pas l'infiltration, alors que celles faites dans des cavités à biseau ou à chanfrein, ou encore les obturations débordant d'au moins 1 mm sur une zone périphérique mordancée, étaient beaucoup plus étanches. Selon JORDAN et coll., 1977, le chanfrein large donne le meilleur résultat esthétique immédiat et assure une meilleure intégrité marginale ultérieure. L'amélioration de l'esthétique est obtenue grâce à une transition plus graduelle allant de l'émail vers le composite. Par contre, HEMBRE et ANDREWS, 1980, ont montré que, du moment qu'on procède à un mordançage correct, et à condition de faire déborder le composite

TABLEAU I. — **Avantages et désavantages des différentes tailles des angles cavo-surface.**

| Préparation | Avantages | Désavantages |
|---|---|---|
| Butt-joint | Facilité de préparation<br>Angle de restauration résistant | Mordançage périphérique |
| Biseau classique | Facilité relative de préparation<br>Bonne surface de mordançage | Angle de restauration fragile |
| Biseau profond | Facilité relative de préparation<br>Angle de restauration correct<br>Bonne surface de mordançage | Étanchéité amoindrie |
| Biseau large | Facilité relative de préparation<br>Très bonne surface de mordançage<br>Très bonne étanchéité | Angle de restauration plutôt fragile |
| Chanfrein concave | Angle de restauration résistant<br>Surface correcte de mordançage | Difficulté de préparation<br>Moins bonne étanchéité |
| Chanfrein large | Angle de restauration résistant<br>Excellente efficacité de mordançage | Difficulté accrue de préparation |

sur l'émail périphérique mordancé, toutes les formes de finissage, y compris le butt-joint, sont valables et assurent une bonne étanchéité. HANSEN, 1984, ainsi que PORTE et coll., 1984, donnent la préférence au biseau large. MOORE et VANN, 1986, préconisent le biseau classique de 1 mm à 45°.

L'un de nous a conduit une expérimentation clinique concernant un composite hybride pour dents postérieures : Occlusin. Dans cette expérience l'achèvement de l'angle cavo-surface en butt-joint a été préféré à la taille d'un biseau. La raison en était la crainte de mini-fractures des bords marginaux. En effet, les contraintes exercées sur les minces liserés de composite, situés au niveau des biseaux, peuvent, même en dehors des zones d'impacts occlusaux directs, être progressivement fracturés, créant un sillon périphérique susceptible de favoriser les récidives de carie. Les résultats obtenus après les deux premières années ont été récemment publiés (MICHOTTE et VREVEN, 1987) et ne semblent pas indiquer que cette finition ait été cause de détérioration marginale.

Revenons-en à l'achèvement de l'angle cavo-surface de la cavité de la classe III, qui nous intéresse plus particulièrement pour l'instant. Il faut ici s'attacher surtout à l'aspect esthétique du problème et, dans cette optique, il semble que, tout au moins pour la paroi vestibulaire de la cavité, ce soit le biseau qui devrait donner le meilleur résultat (fig. 1-8). L'absence de biseau risque de faire apparaître le joint cavité-obturation.

D'autre part, la technique qui préconise, en l'absence de biseau, le débordement du composite sur une zone périphérique intentionnellement mordancée n'amène pas non plus un résultat esthétique satisfaisant et est, d'ailleurs, de plus en plus abandonnée.

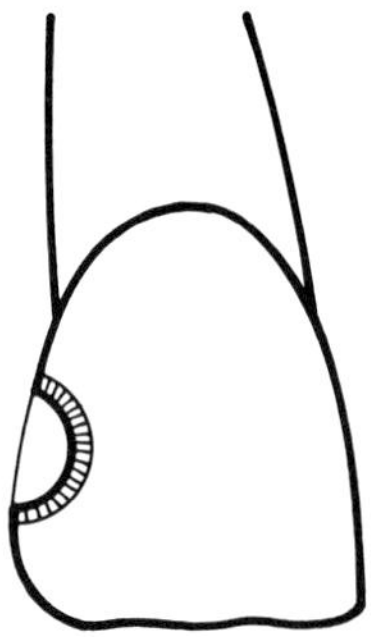

Fig. 1-8. Cavité de la classe III avec angle cavo-surface biseauté.

# LA CAVITÉ DE LA CLASSE V

Il va de soi que les cavités de collet de dents visibles ont intérêt à être obturées au moyen d'un matériau d'obturation esthétique. Parmi les indications primordiales du composite, nous trouvons, bien sûr, les incisives et canines supérieures. Quant aux prémolaires supérieures et les dents de la région antérieure mandibulaire, il faudra faire exécuter par le patient quelques mouvements extrêmes des lèvres (rire ou grimace) pour vérifier si un matériau esthétique s'impose.

De toute façon, pour ces dents-là, ainsi d'ailleurs que pour les molaires, si un amalgame est plus rassurant en cas de carie importante, le composite est recommandé si elles ne sont atteintes que d'érosion de collet.

A première vue, la taille d'une cavité de la classe V ne pose pas beaucoup de problèmes. En effet, ici surtout, on peut adopter sans restrictions la préparation simplifiée propre à la technique du composite. Celle-ci se résume de la façon suivante :

— inutilité de toute taille pour les érosions;
— curetage sélectif de la dentine ramollie en cas de carie;
— régularisation et, éventuellement, biseautage des bords d'émail.

Il y a cependant lieu de se méfier de certaines cavités situées au collet de dents qui présentent des rétractions gingivales. Aussi, nous inspirant d'une publication de Brouillet et coll., 1979, allons-nous décrire séparément la cavité conventionnelle, située en deçà de la jonction émail-cément, et que nous désignerons par cavité de la classe V,a et celle située partiellement au-delà de cette jonction, et que nous désignerons par cavité de la classe V,b.

## La cavité de la classe V,a

Cette cavité se prépare de la façon la plus simple qui soit. A l'aide d'une petite fraise ronde actionnée par micromoteur ou, de préférence, d'un excavateur, on élimine le tissu carié non récupérable. On régularise les parois de la cavité au moyen d'une fraise hémisphéro-tronconique en carbure de tungstène ou en diamant (voir tableau XII et fig. C en fin de volume).

Il n'est nul besoin de s'inquiéter d'extension préventive vers les faces proximales. D'ailleurs, pour n'importe quel matériau d'obturation, tout élargissement d'une cavité de collet vers les faces proximales constitue, à notre avis, un non-sens. En effet, plus on se rapproche de la face mésiale ou distale, surtout à hauteur du tiers gingival des incisives et canines, plus la courbure de la face vestibulaire s'accentue et plus la plaque risque de s'accrocher et de s'y maintenir. Le meilleur nettoyage automatique est réalisé à l'endroit le plus proéminent de la face vestibulaire. Il ne faut donc jamais élargir la cavité au-delà de ce qu'exige l'enlèvement du tissu carié.

Il est tout naturellement contre-indiqué également de rechercher l'extension préventive sous-gingivale pour des raisons suffisamment connues. Il n'est nul besoin non plus de tailler des zones rétentives, car, d'une part, il sera aisé de réaliser une bonne rétention en mordançant une plage d'émail sur toute la périphérie de la cavité et, d'autre part, une restauration de collet n'est guère soumise aux contraintes d'arrachement.

On taille ensuite, au moyen d'une fraise diamantée, un biseau périphérique ou un chanfrein, comme nous l'avons conseillé pour la cavité de la classe III. Ce parachèvement permettra une finition nette et sans surplomb du matériau composite (fig. 1-9).

## La cavité de la classe V,b

La nécessité de tailler une cavité différente dans ce second type de cavité de collet est due au fait qu'une partie importante de la périphérie de la cavitation carieuse est située dans la dentine radiculaire, où la technique de mordançage-collage est inefficace suite à l'absence d'émail.

Si la cavitation carieuse s'étend sous le bord libre de la gencive, on a tout intérêt à éliminer d'abord, par électrochirurgie lors d'une séance préalable ou de préférence à la même séance, si on dispose d'un appareil d'électrocoagulation, la partie recouvrant les limites de la cavité. Cette intervention offre le double avantage de faire apparaître à ciel ouvert la limite apicale de la cavité et d'éviter que la gencive qui se trouvera ultérieurement en contact du matériau d'obturation ne subisse une irritation chronique pouvant être à l'origine de parodontopathies.

On a donc tout intérêt à effectuer ce traitement anodin, d'autant plus que cette petite intervention facilitera notre travail ultérieur. Si on n'a pas pu effectuer cette rectification du bord libre de la gencive, soit que le praticien ne possède pas l'appareil *ad hoc*, soit que le patient manque d'enthousiasme pour cette petite mutilation, il faut, avant de préparer la cavité, avoir recours à un traitement de rétraction gingivale à l'aide de coton imprégné d'un liquide astringent tel Racéstyptine, Hémodent-Cord, etc.

Le champ visuel ainsi libéré, on peut préparer la cavité, dont la taille sera relativement conventionnelle, dans la mesure où, après élimination du tissu carié, on lui donnera la forme cubique, sans toutefois rechercher l'extension préventive proximale dont nous avons fait la critique précédemment.

On créera ensuite une rainure rétentive à l'aide d'une petite fraise ronde, dans la ligne d'angle axio-gingivale, pour assurer la rétention du composite dans la zone radiculaire de la cavité (fig. 1-10). On évitera l'usage d'une fraise conique, car cet instrument crée une extrémité de rainure trop aiguë, dans laquelle le composite ne pénétrerait guère. Il est inutile de creuser une rainure similaire dans la ligne d'angle axio-incisive (fig. 1-10) car, à hauteur de cette zone bordée d'émail, on pourra assurer la rétention par mordançage.

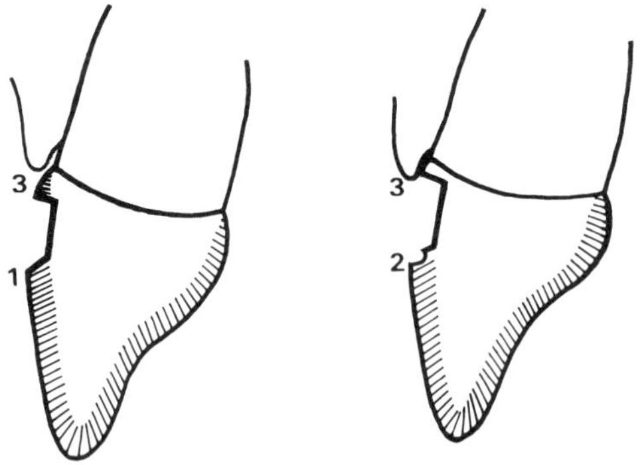


**Fig. 1-9. et 1-10.** Achèvement d'une cavité de la classe *V*, *a*. A gauche : biseau classique 1) ; à droite : chanfrein concave 2).

*N. B. :* Au niveau du collet achèvement en butt-joint pour ne pas étendre la cavité en sous-gingival 3).

On achèvera, enfin, l'angle cavo-surface en taillant, à l'aide d'une fraise diamantée, un biseau ou un chanfrein (fig. 1-10) mais uniquement dans la partie coronaire de la cavité, bordée d'émail, et non pas dans la zone radiculaire. Malheureusement, on remarque parfois dans cette zone, où l'obturation se termine évidemment en butt-joint, à plus ou moins longue échéance, un liseré coloré dû à la percolation, rendue possible par le manque d'adhésion du composite à la dentine environnante. C'est pourquoi le cas précis d'une cavité de la classe V,b constitue, peut-être, une excellente indication pour faire appel à l'un des nouveaux adhésifs dentinaires au sujet desquels nous donnerons les renseignements nécessaires au chapitre 3. Ces produits sont sensés assurer une adhésion du composite aussi bien à la dentine qu'à l'émail. Il faut cependant les considérer comme étant encore au stade expérimental et s'imprégner du fait que leur comportement à long terme n'est pas encore garanti par une expérimentation clinique suffisante. Nous verrons, cependant, que leur usage ne peut être suivi d'un résultat pire que celui constaté en l'absence de ce genre de traitement dentinaire et nous pouvons donc le conseiller avec certaines réserves que nous évoquerons ultérieurement.

## LA CAVITÉ DE LA CLASSE IV

Lorsqu'on se souvient de l'extrême complexité de la reconstitution d'un angle d'incisive au moyen d'un inlay en or, selon la technique de BLACK, la restauration actuelle d'une cavité de la classe IV à l'aide d'un composite, fixé par mordançage de l'émail périphérique, est d'une étonnante simplicité. La stratégie sera néanmoins légèrement différente pour la restauration d'un angle fracturé accidentellement et d'un angle détruit par cavitation carieuse.

S'il s'agit d'un *angle fracturé accidentellement*, sans présence de carie, il suffit de régulariser la surface de clivage à l'aide d'un instrument diamanté et de tailler ensuite un biseau. Ce biseau n'a, selon BAGHERI et DENEHY, 1985, aucun intérêt à dépasser la largeur de 1 mm, car on enregistre une diminution de la résistance à l'arrachement si le biseau s'étend au-delà. Par contre, ces auteurs ont montré que le biseau profond, s'étendant jusqu'à la jonction dentine-émail, augmentait significativement la force d'adhésion. Si, au cas d'une occlusion plus serrée, on craint, malgré tout, un manque de rétention, on peut, au lieu d'un biseau classique, tailler, sur toute la périphérie de la cavité, un chanfrein allongé qui augmentera notablement les aires de rétention (fig. 1-11). Dans le cas d'une fracture relativement étroite remontant assez haut vers le collet interproximal, BAUSCH et DELANGE, 1974, préconisent de tailler à la limite cervicale de la cavité un petit épaulement d'une largeur de 1 mm, censé assurer une meilleure assise à la restauration (fig. 1-12). Nous n'avons pas eu l'occasion d'en faire l'expérience, mais nous doutons de l'avantage que pourrait apporter ce petit artifice. On n'estime pas devoir en faire usage lorsque, pour la correction d'un diastème, on modifie la morphologie des faces proximales des deux incisives concernées, par une restauration en composite fixée par mordançage, qui peut être assimilée à la restauration d'un angle fracturé (fig. 1-13).

L'expérience clinique nous a, en outre, appris que le biseau auquel on donne généralement une forme plane a intérêt à être taillé en forme de feston (fig. 1-14). Cela augmente les chances de rendre le joint cavité-obturation imperceptible.

S'il s'agit d'une *cavitation carieuse* qui s'est soldée par la destruction de l'angle incisif, la préparation sera un peu plus complexe. Il faudra d'abord éliminer le tissu carié à l'aide d'une fraise ronde ou, de préférence, avec une curette, comme nous l'avons déjà préconisé. Nous avons précédemment essayé de démontrer l'inutilité d'excaver la dentine partiellement ramollie et reminéralisable. Dans le cas présent, cependant, il y a lieu d'être un peu plus circonspect, car, dans un souci d'esthétique, il est indispensable de faire disparaître tout émail et toute dentine colorés, même si ces tissus sont bien minéralisés (voir ligne pointillée sur le schéma de la figure 1-15).

Le parachèvement du pourtour de la cavité pose parfois un petit problème. Normalement, nous conseillons la taille d'un biseau, tel celui décrit pour les cavités des classes III et V. Cependant, il arrive fréquemment qu'il ne reste plus à la face vestibulaire qu'une paroi d'émail extrêmement mince et transparente, comme le montre la figure 1-1. Nous avons dit qu'il ne fallait pas la supprimer car cet endroit n'est guère soumis à des contraintes qui pourraient faire craindre son effondrement. Il est difficilement envisageable de tailler un biseau au bord de cette mince paroi d'émail, aussi, après avoir rectifié le bord vestibulaire du mur d'émail (fig. 1-15), le parachèvement pourrait être ici du type butt-joint. Cependant, malgré le souci de conserver le plus de tissu sain possible, il faudrait peut-être envisager dans ce cas de le négliger un peu au profit de l'esthétique. De fait, l'effet optique du composite à travers une mince couche d'émail n'est souvent pas très heureux et il serait plus satisfaisant de tailler ce mur d'émail un peu plus avant jusqu'à l'obtention d'une épaisseur suffisante pour satisfaire l'esthétique et pour permettre la taille d'un biseau. Du côté palatin, où l'on ne peut pas abandonner de l'émail non soutenu, rien n'empêche de procéder à un parachèvement normal de l'angle cavo-surface par un biseau.

Dans le cas d'une fracture accidentelle, nous avions énoncé la possibilité d'augmenter le potentiel rétentif en élargissant le chanfrein de parachèvement. Nous pouvons également appliquer ce principe pour la restauration

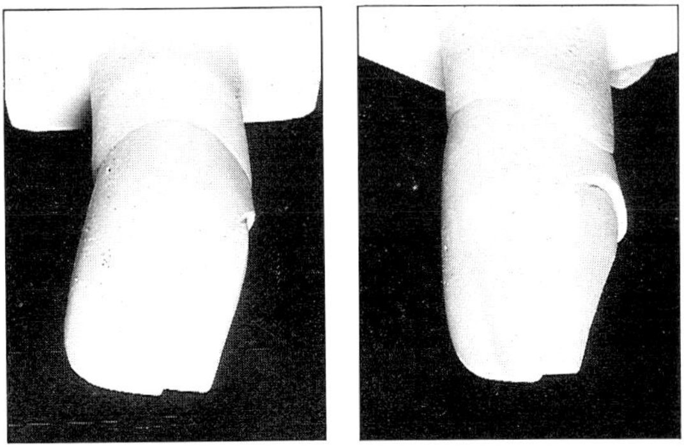
A B

**Fig. 1-11.** Modèles en plâtre représentant la taille d'une cavité de la classe IV avec chanfrein allongé. *A)* vue de face ; *B)* vue de trois-quarts mésial.

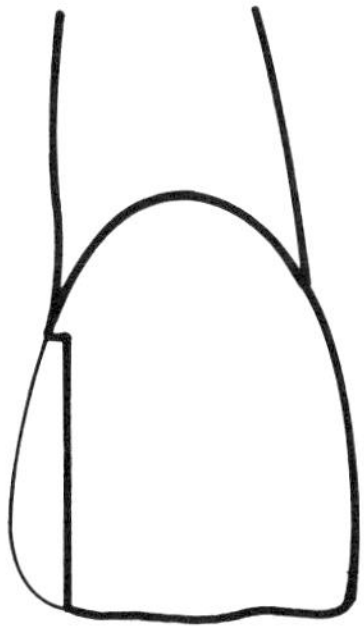

**Fig. 1-12.** Préparation pour une restauration de la classe IV avec petit épaulement gingival.

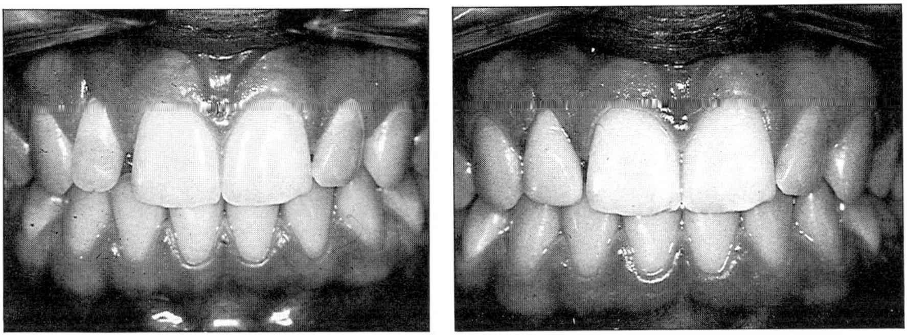

**Fig. 1-13.** Correction d'un diastème entre 12 et 11. A gauche : avant ; à droite : après. *(Documents* P. DELMELLE.*)*

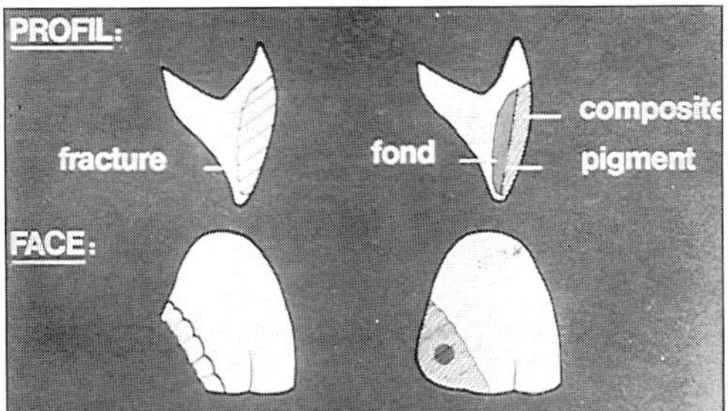


**Fig. 1-14.** Taille d'un biseau festonné pour cavité d'une classe IV et schéma de restauration.

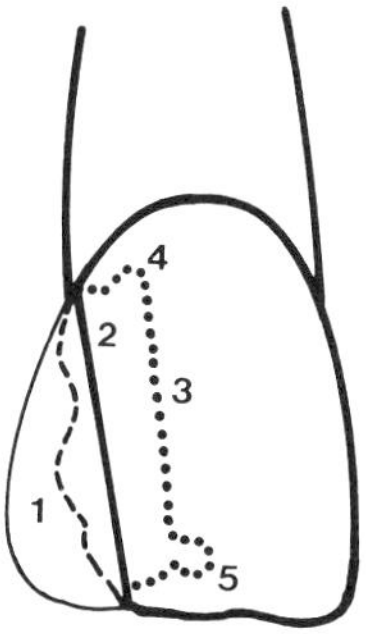


**Fig. 1-15.** Schéma de restauration d'une cavité carieuse de la classe IV. 1) ligne irrégulière : bord de la cavitation carieuse ; 2) ligne pleine : rectification du contour cavitaire ; 3) ligne pointillée : élimination de la dentine colorée ; 4 et 5) zones rétentives.

d'un angle d'incisive détruit par carie, surtout si nous sommes, en plus, confrontés avec un problème d'esthétique. Nous trouverons fréquemment une solution heureuse en englobant même l'entièreté de la face vestibulaire dans une préparation du type chanfrein mince s'étendant jusqu'au bord gingival, ressemblant ainsi à la préparation vestibulaire d'une jacket, mais en plus mince (fig. 1-16).

En ce qui concerne la rétention, si nous éprouvons le moindre doute quant à l'efficacité du seul mordançage, nous conseillons également de tailler, comme pour la classe III, une rainure rétentive dans la ligne d'angle axio-gingivale et un petit pertuis dans l'angle axio-vestibulo-palatin (fig. 1-15).

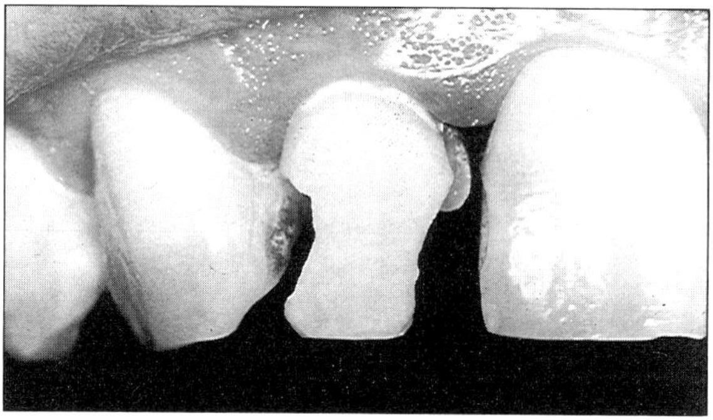

**Fig. 1-16 A.** Préparation spéciale de la face vestibulaire, avec épaulement gingival, recommandée pour la restauration simultanée d'une classe III en distal et d'une classe IV en mésial. Ici il est inutile de régulariser les bords, la face vestibulaire étant destinée à être entièrement recouverte de composite. *(Document* Y. Delghust.*)*

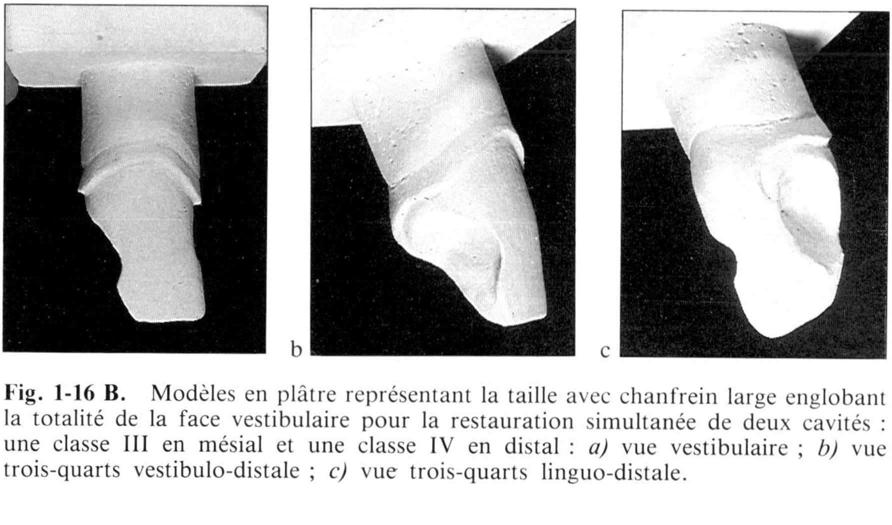

a b c

**Fig. 1-16 B.** Modèles en plâtre représentant la taille avec chanfrein large englobant la totalité de la face vestibulaire pour la restauration simultanée de deux cavités : une classe III en mésial et une classe IV en distal : *a)* vue vestibulaire ; *b)* vue trois-quarts vestibulo-distale ; *c)* vue trois-quarts linguo-distale.

# LES CAVITÉS DES CLASSES I ET II

## Indications

La décision de procéder à la restauration d'une classe I ou II au moyen d'un composite ne doit pas être prise à la légère. Si la demande émanant du patient doit être examinée de façon approfondie, la proposition que pourrait faire le praticien lui-même doit également être étayée sur des bases solides. Trop souvent le patient, influencé par une publicité ou des conseils de mauvais aloi, aura un peu trop tendance à ne considérer que les avantages, qui seuls sont proclamés, et dont le principal est indubitablement l'esthétique. C'est pourquoi le praticien, lui, doit non seulement connaître les inconvénients et manquements généraux du matériau, mais éventuellement découvrir une contre-indication plus ponctuelle pour le cas qui se présente. Il devra, par conséquent, soigneusement scruter les différents facteurs lui permettant de poser un diagnostic correct de l'état de la dent à restaurer et de prononcer un pronostic encourageant ou de déconseiller le matériau. Il ne faut pas qu'il omette de signaler au patient que dans certains cas le pronostic est douteux, notamment : 1) lorsqu'il constate une abrasion généralisée avec de nombreuses et importantes facettes d'usure, 2) lorsque la cavité s'étend sous-gingivalement, 3) lorsqu'elle est exagérément étendue et, enfin, 4) en cas de polycaries. D'autre part, même en l'absence de ces constatations peu encourageantes, il est vivement conseillé d'examiner l'occlusion du patient. Hendriks, 1985, a démontré qu'une occlusion dite de protection canine est beaucoup plus favorable que celle dite à fonction de groupe. En effet, dans la première éventualité les mouvements de latéralité sont tempérés par l'action amortissante des canines, alors que dans la seconde, en l'absence de cette protection, les contraintes d'attrition sur les faces occlusales des dents postérieures sont nettement plus importantes et les restaurations en composite en subiront les conséquences.

D'autres éventualités, moins contraignantes, doivent également être prises en considération, notamment au cas où le ou les contacts occlusaux, par ailleurs normaux, des dents antagonistes venaient à se situer, non pas sur des structures dentaires saines et résistantes, mais au niveau de l'aire à restaurer. Il nous semble donc indispensable, avant de prendre une décision, d'examiner, à l'aide d'un papier d'articulation, la disposition des contacts occlusaux. Si ceux-ci se situent en dehors des zones à restaurer, il y aura moins de problèmes, car l'impact des mouvements d'occlusion se fera sur les structures dentaires saines. Si, au contraire, on constate des traces de papier carbone dans la zone d'extension projetée de la cavité, il faut se méfier et modifier éventuellement le plan de traitement, soit en modifiant la forme de contour de la cavité, soit en optant pour une obturation en amalgame.

Le pronostic de ces différents cas, que nous avons taxés de douteux, est, certes, un peu plus rassurant depuis la constante amélioration apportée à certains composites destinés à supporter les contraintes subies par les dents de la région postérieure. Nous parlerons plus en détail de ceux-ci au chapitre consacré au choix du composite.

## Technique de taille des cavités de la classe I

La technique de taille d'une cavité de la classe I est relativement simple. Lorsqu'on ne constate qu'une petite carie de l'émail tout à fait localisée, à l'extrémité d'une fissure, par exemple, on peut se contenter uniquement d'extirper le tissu carié sans rechercher l'extension préventive dans l'ensemble des sillons et sans creuser la cavité jusque dans la dentine.

On pourrait, en plus, éventuellement, élargir les fissures anfractueuses à l'aide de l'instrument diamanté de forme hyperboloïdale du type *g* (voir, en fin de volume, le tableau XII et la figure C qui s'y rapporte). Nous verrons aux chapitres 5 et 8 que l'obturation de ces cas s'associe aux techniques d'obturation préventive des puits et fissures.

En ce qui concerne les caries franches situées à la face occlusale, la technique actuelle régissant les restaurations au moyen de composite permet une taille notablement réduite par rapport à celle destinée à l'obturation à l'aide d'amalgame. Quelques impératifs s'imposent :

1) l'élimination du tissu de carie selon la technique sélective décrite précédemment;
2) un léger élargissement prophylactique des sillons non cariés mais susceptibles de retenir la plaque et dans lesquels la brosse à dents est inefficace; nous préconisons pour ce faire d'utiliser l'instrument diamanté de forme hyperboloïdale du type *g* (voir, en fin de volume, le tableau XII et la figure C qui s'y rapporte);
3) la suppression des zones d'émail non soutenues par de la dentine saine, à l'aide de l'instrument diamanté de forme hémisphéro-tronconique du type *a* ou *b* (voir, en fin de volume, le tableau XII et la figure A qui s'y rapporte).

Les différences essentielles avec les cavités destinées à l'amalgame sont :

— qu'il ne faut pas rechercher la profondeur de cavité imposée par ce dernier matériau qui s'avère peu résistant en couche mince;
— qu'il ne faut pas de taille rétentive;
— qu'il est totalement superflu de prévoir des angles internes aigus, mais, au contraire, veiller à les arrondir pour assurer une parfaite pénétration du composite qui risque de ne pas fuser dans des angles aigus (fig. 1-17).

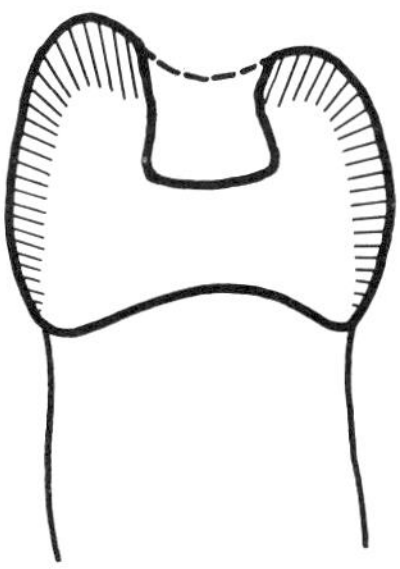

**Fig. 1-17.** Cavité pour restauration de la classe I. Vue en coupe sagittale : forme auto-rétentive, angles internes arrondis et biseau profond.

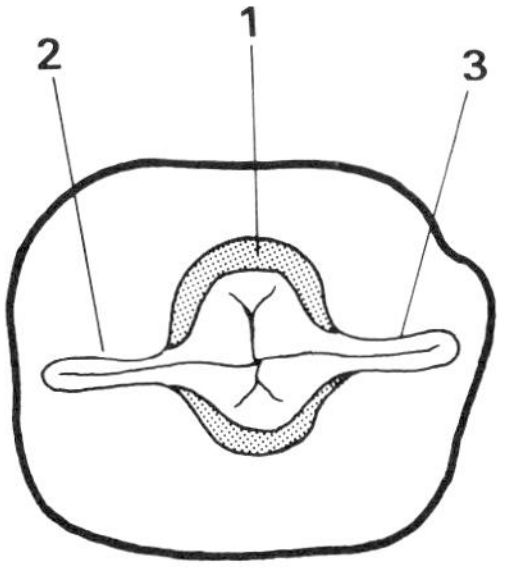


**Fig. 1-18.** Cavité de la classe I. 1) cavité principale biseautée ; 2) léger élargissement du sillon occlusal ; 3) inutilité du biseautage.

En ce qui concerne le biseau périphérique, la grande majorité des auteurs et cliniciens le conseille. Il n'est toutefois pas évident qu'il constitue un apport supplémentaire quant à la rétention et l'étanchéité de la restauration, qui peuvent vraisemblablement être assurées par le seul mordançage du mur d'émail des parois cavitaires. En attendant une expérimentation clinique prouvant l'avantage du biseau, nous ne l'imposons provisoirement plus aux étudiants de notre service. Quant aux praticiens qui nous font le plaisir de s'inspirer de nos conseils, nous leur confions volontiers la faculté de choisir l'autre option.

Si on choisit l'option du biseau, celui-ci est censé s'étendre à la totalité de la périphérie en cassant l'angle cavo-surface à ± 45°. Si l'on désire le biseau classique (voir tableau I) on fera usage de l'instrument diamanté de forme hémisphérico-tronconique du type *h* et si l'on donne la préférence au chanfrein concave, on utilisera l'extrémité de l'instrument diamanté de forme hémisphérico-tronconique inversée du type *a* ou *b* (voir tableau XII, p. 186 et fig. A et C qui s'y rapportent) (voir tableau XII et figure A qui s'y rapporte).

Il y a, cependant, un correctif. Nous avons dit que, pour se rendre compte des futurs contacts occlusaux, il fallait les visualiser, avant toute chose, au moyen de papier d'articulation et que, si ces contacts venaient à se situer au bord d'une zone à restaurer, il fallait aviser. Si cela se produit dans le cas précis qui nous préoccupe, il ne faut pas tailler de biseau à ces endroits car il y a trop de risques de voir, sous les contraintes de la mastication, s'écailler (chip-fractures) la fine couche de composite qui recouvre la zone biseautée.

Si le praticien n'a pas cru opportun de placer la digue, dont l'utilité se manifestera au chapitre suivant, ce contrôle d'occlusion peut se pratiquer après la préparation de la cavité. Si la digue a été placée, il faut se fier aux traces abandonnées par le contrôle initial.

## Technique de taille des cavités de la classe II

Avouons que certaines cavités, cependant taillées selon les règles strictes de l'art blackien, pour la restauration de petites atteintes carieuses d'une face proximale d'une molaire ou d'une prémolaire, imperceptibles à l'œil nu, et dès lors insoupçonnées des patients, semblent, à ces non-initiés, hors de proportion avec la dimension de la petite lésion carieuse découverte sur un cliché radiographique (fig. 1-19).

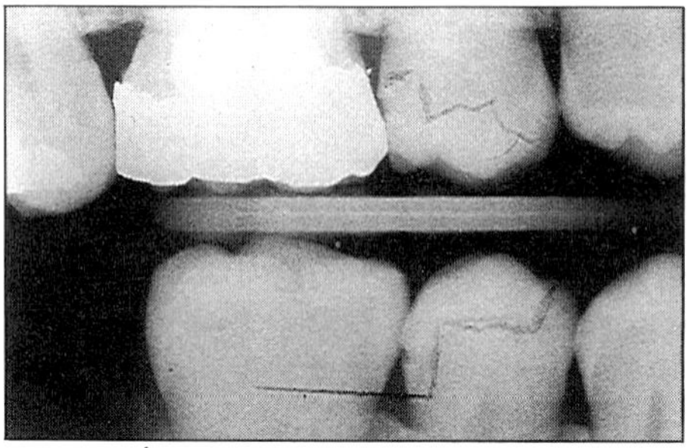

**Fig. 1-19.** Radiographie révélant l'existence de deux minuscules caries proximales exigeant classiquement pour chacune d'elles une cavité de la classe II de Black, fort éprouvant pour la dent.

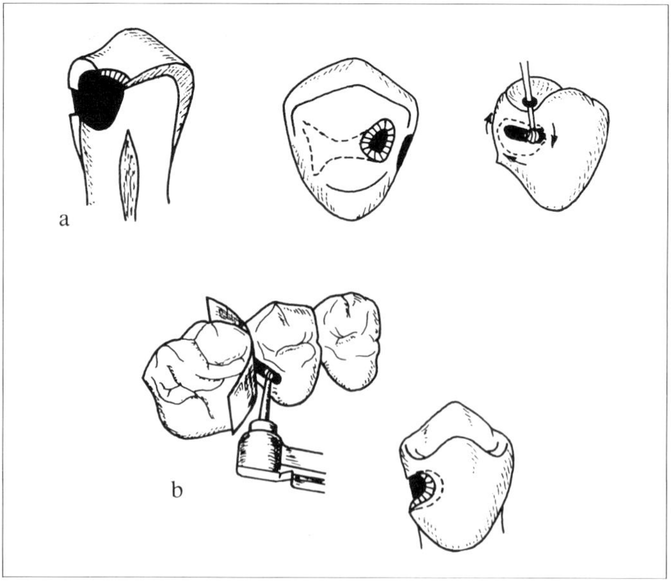


**Fig. 1-20.** *a*) Taille en tunnel ; *b*) taille en galerie.

Grâce aux composites nouveaux pour dents postérieures, il est à présent possible, et généralement admis, de procéder à des tailles plus réduites, tout en assurant à la restauration un comportement tout aussi fonctionnel.

Pour les caries d'une certaine importance avec accès occlusal, la ligne de conduite que nous avons tracée pour la cavité de la classe I reste valable : extirpation du tissu de carie, élimination de l'émail non soutenu, inutilité de la recherche de profondeur et de la taille rétentive. Ajoutons-y, pour la classe II, la non-nécessité de l'extension préventive sous-gingivale; nous aurions même tendance à dire : la contre-indication formelle, vu le risque de contamination par le fluide gingival et l'absence d'émail mordançable au niveau de la paroi gingivale.

En ce qui concerne la partie occlusale de la cavité, on suivra les mêmes conseils donnés pour la classe I : ouverture franche des sillons cariés et léger élargissement des fissures anfractueuses.

Quant au biseau :

- il est inutile au niveau des sillons élargis mais dont la profondeur est insuffisante pour atteindre la dentine, car le mordançage, intéressant la totalité de la zone d'émail à cet endroit, assurera une excellente rétention et une bonne étanchéité au composite;
- dans la partie de la cavité qui s'étend jusqu'à la dentine, le biseau n'est pas indispensable et nous renvoyons le lecteur aux considérations que nous avons émises pour la cavité de la classe I;
- aux endroits d'impact direct des antagonistes le biseau est certainement à déconseiller, comme nous l'avons signalé pour la cavité de la classe I.

Pour les petites atteintes carieuses de la face proximale, cela se complique un peu, dans la mesure où il est indispensable de créer un accès à travers l'émail occlusal intact. Une taille en tunnel ou en galerie sagittale a été recommandée, mais ces préparations nous semblent peu convaincantes (fig. 1-20). L'accès occlusal apparaît comme le seul raisonnable, malgré la suppression de la crête marginale que cela implique.

La dimension de la cavité proximale, désignée fréquemment par le terme « box », sera à la mesure de l'atteinte carieuse, car la totalité du tissu ramolli non récupérable doit être éliminée mais sans aller plus avant. Il faut s'évertuer à garder la cavité la moins étendue possible.

En ce qui concerne l'extension vers les faces vestibulaire et linguale ou palatine, la même controverse, signalée pour la classe III, peut survenir ici. Faut-il ou non étendre la cavité jusqu'à atteindre ces faces ou est-il préférable de rester en deçà? Nous pensons qu'il faut permettre au praticien d'en décider lui-même, les deux options possédant leurs avantages et leurs inconvénients. Il en va de même pour l'option du biseau des bords vestibulaire et lingual. Outre l'incertitude quant à leur utilité ou leurs avantages, il se présente de réelles difficultés de taille. Pour les cavités débordant largement sur ces deux faces, les problèmes seront minimes, mais pour les petites cavités la taille d'un biseau apparaît comme une tâche relativement délicate. Les auteurs qui préconisent ce biseau n'ont pas encore dévoilé leur façon de procéder (fig. 1-21).

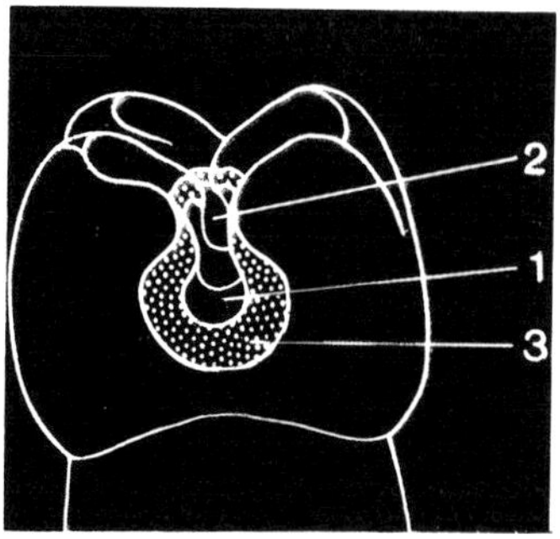


**Fig. 1-21.** Schéma montrant, en vue proximale, une cavité étroite avec biseau large. Le problème : comment tailler ce biseau ?

Pour faciliter la taille et la finition des petites cavités proximales, la firme Intensiv présente le Set Piccolo et Cavishape. Les diamants Piccolo, de dimension bien étudiée, facilitent grandement la préparation de la cavité et le Cavishape rend possible une finition parfaite sans léser la dent voisine. Ce dernier instrument consiste en une lime diamantée flexible et courbée à son extrémité, fixée sur une tête de contre-angle Eva qui transforme le mouvement rotatif de la pièce à main en un mouvement de va-et-vient (fig. 1-22).

A B

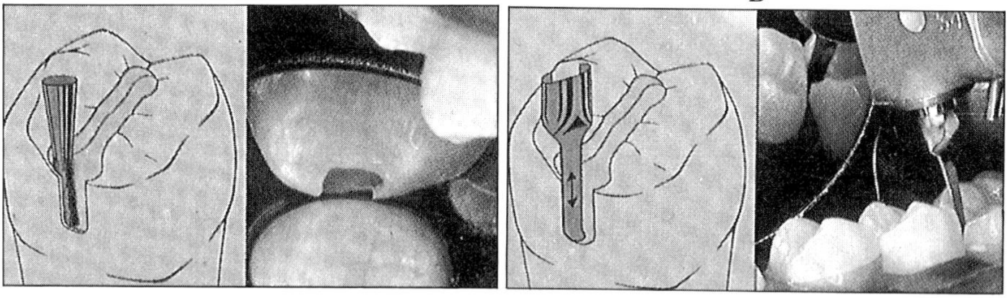

**Fig. 1-22.** Le « Piccolo Set » et le « Cavishape ».
*A)* Taille au moyen d'un instrument diamanté Piccolo de dimension appropriée ; *B)* Achèvement au Cavishape.

*(Document publicitaire aimablement mis à notre disposition par la firme Intensiv, Suisse.)*

L'achèvement du bord gingival du box est un autre problème préoccupant. Cet endroit constitue d'ailleurs un point faible de la restauration, nous y reviendrons. Si le bord gingival est situé dans une zone encore recouverte d'émail, le problème est moins épineux. Le biseau est recommandable dans ce cas, car il crée une plage plus large pour le mordançage, mais reconnaissons qu'il n'est pas facile à réaliser, la dent voisine faisant obstacle à une approche aisée. Aussi nous contentons-nous bien souvent d'un clivage des prismes d'émail à l'aide du gingival margin trimmer, peut-être le dernier des ciseaux de Black à encore être utilisé (fig. 1-23).

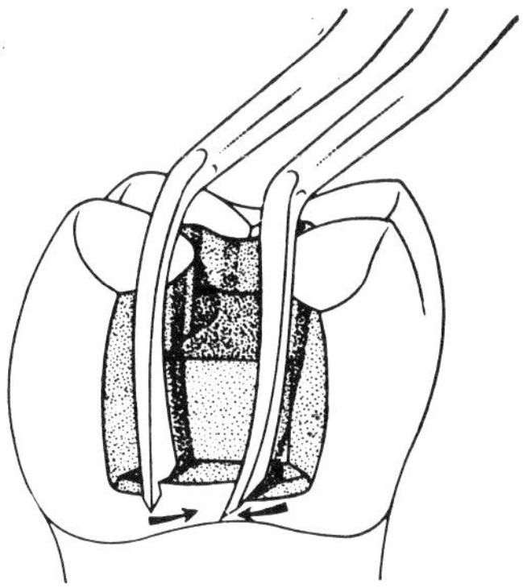

**Fig. 1-23.** Dessin schématique montrant l'action efficace du gingival margin trimmer.

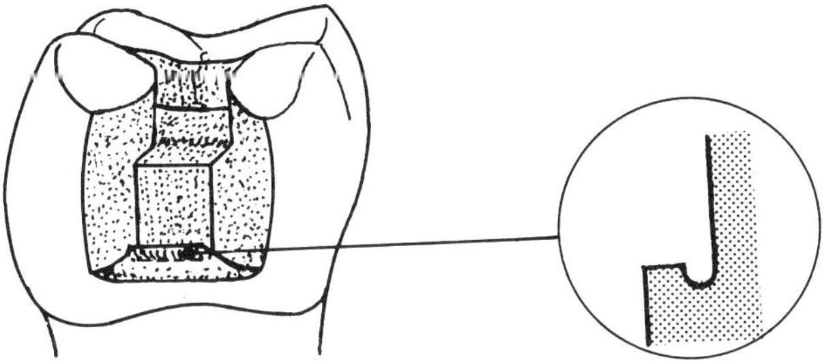

**Fig. 1-24.** Cavité proximale profonde avec rainure rétentive dans la paroi gingivale.

Si la cavité a dû être étendue jusqu'à la jonction émail-cément ou au-delà, nous rencontrons le même problème que celui que nous avons signalé pour la classe V,b. L'adhésion du composite n'est pas assurée à cet endroit car le mordançage n'y est pas possible. Nous devons donc terminer la cavité en « butt-joint », mais nous devons alors parfaire notre architecture cavitaire en creusant une rainure rétentive dans la paroi gingivale et nous devrons, au stade suivant, enduire la dentine au-delà de cette rainure d'un adhésif dentinaire (fig. 1-24). Ces deux précautions amélioreront sensiblement rétention et étanchéité.

Si, en préparant une cavité proximo-occlusale, on découvre une carie proximale dans la dent voisine, on peut se contenter de tailler une petite cavité monoface se limitant à la paroi proximale concernée. Comme la vue est fréquemment un peu masquée, surtout s'il s'agit d'une face distale, il faut s'assurer d'avoir complètement extirpé tout tissu carié.

## Bibliographie

BAGHERI (J.), DENEHY (G.), Effect of restoration thickness at the cavo-surface bevel on the class IV acid-etched retained composite resin restoration. *J. Prosth. Dent.,* 54 : 175-177, 1985.

BAUSCH (J.), DE LANGE (C.), Een behandelings methode voor gefraktureerde frontelementen. *Ned. Tijdschr. Tandh.,* 81 : 425-431, 1974.

BROUILLET (J.), FAUCHER (A.), KOUBI (G.), Restauration des cavités de classe V par les résines composites. *Quest. Odonto-stomat.,* 4 : 19-27, 1979.

ERIKSEN (H.), BUONOCORE (M.), Marginal leakage with different composite restorative materials. Effect of cavity design. *J. Oral Rehab.,* 3 : 315-322, 1976.

FUSAYAMA (T.), New concepts in operative dentistry. Chicago, Quintessence Books, édit., 1980.

FUSAYAMA (T.), Cavity preparation for a new adhesive restorative resin. *Quintess. Int.,* 4 : 397-409, 1983.

HANSEN (E.), Effect of Schotchbond dependent on cavity cleaning, cavity diameter and cavosurface angle. *Scand. J. Dent. Res.,* 92 : 141-147, 1984.

HEMBREE (J.), ANDREWS (J.), Cavosurface designs and microleakage of *in vivo* composites. *J. Pedodont.,* 4 : 192-196, 1980.

HENDRIKS (F.), Posterior composite restorations. Thèse Université de Nijmegen, 1985.

JORDAN (R.), SUSUKI (M.), GWINNETT (A.), HUNTER (J.), Restoration of fractured and hypoplastic incisors by the acid-etch resine technique. *J. Amer. Dent. Ass.,* 95 : 795-803, 1977.

LUSSI (A.), GYGAX (M.), HOTZ (P.), Die Mini-Präparation approximaler Kavitäten. *Schweiz. Monatsch. Zahn.,* 97 : 186-190, 1987.

McCUNE (R.), Report on a symposium on chemomechanical caries removal. *The Compendium of Cont. Education,* 7 : 151-159, 1986.

MICHOTTE (B.), VREVEN (J.), Essai clinique d'un composite hybride pour dents postérieures : résultats après 24 mois. *Inform. Dent.*, 40, nov. 1987.

MOORE (D.), VANN (W.), A method to study marginal leakage of posterior composite restorations. *J. Dent. Res.,* 65 (Special Issue, Abstr. n° 778), 1986.

PORTE (A.), LUTZ (F.), LUND (M.), SCHWARTZ (M.), COCHRAN (M.), Cavity designs for composite resins. *Oper. Dent.,* 9 : 50-56, 1984.

SCHULTZBANK (S.), MARCHWINSKY (M.), KRONMAN (J.), GOLDMAN (M.), CLARCK (R.), *In vitro* study of the effect of GK-101 on the removal of carious material. *J. Dent. Res.,* 54 : 907, 1975.

SCHULTZBANK (S.), GALINI (J.), KRONMAN (J.), GOLDMAN (M.), CLARK (R.), Efficacy of chemical caries removal. *J. Dent. Res.,* 57 : 861-864, 1978.

SIMONSEN (R.), Conservative cavity preparation design. *In :* Proceedings posterior resin dental restorative materials. Saint-Maarten, Van Herle et Smith, 3 M Co, édit., 1985.

TOUATI (B.), PISSIS (P.), L'inlay-onlay compo-métal : restauration unitaire et moyen d'ancrage de bridge. *Actualités Odonto-Stomat.,* 155, 453-484, 1986.

VALENTIN (G.), MORIN (F.), Les restaurations prothétiques collées. *Actualités Odonto-Stomat.,* 147, 521-528, 1984.

VERMEERSCH (A.), VRIJHOEF (M.), SPANHAUF (A.), L'amalgame dentaire. Berlin, Quintessenz Verlag, édit., 1980.

VREVEN (J.), DELMELLE (P.), DESRUMAUX (R.), Reconstitutions esthétiques par composite et facettes collées. *Actualités Odonto-Stomat.,* 147 : 505-520, 1984.

# 2. TRAITEMENT DENTINAIRE PRÉPARATOIRE

## L'ISOLATION DU CHAMP OPÉRATOIRE

Mis à part les traitements endodontiques, pour lesquels la digue est un impératif absolu, notre enseignement n'a jamais, pour les obturations en amalgame, imposé le placement de la digue. Non pas que nous la jugions inutile ou superflue, mais, sachant pertinemment bien qu'ultérieurement l'immense majorité des praticiens n'en feraient plus usage, nous avons voulu tenter d'inculquer à nos étudiants une bonne technique d'isolation à l'aide de rouleaux de coton maintenus par crampons à ailettes, technique assistée, à longueur d'intervention, par une bonne aspiration de salive.

La plupart des praticiens se contentent malheureusement de cette même technique d'éviction de salive pour les restaurations en composite et, cependant, le problème est ici nettement plus délicat. Nous ne croyons pas qu'un enseignement universitaire digne de ce nom puisse se permettre de ne pas imposer la digue. Il est néanmoins vrai que des tests cliniques ont montré que, soigneusement appliquée, la technique d'isolation par rouleaux de coton donnait des résultats acceptables. La grande majorité des Écoles et des auteurs consultés prétendent, toutefois, que la pose de la digue est tout aussi indispensable pour réussir une bonne restauration en composite que pour mener à bien un traitement endodontique.

On pourrait se poser la question de savoir pourquoi la digue serait plus importante pour la pose d'un composite que pour la mise en place d'un amalgame. La contamination par la salive d'un amalgame en cours de mise en œuvre aura pour effet néfaste une dilatation retardée (VERMEERSCH et coll., 1980), ayant pour répercussion clinique une déformation du matériau et quelques douleurs postopératoires à court terme ainsi qu'une plus forte tendance à la corrosion de l'amalgame à long terme. La contamination salivaire n'occasionne cependant pas la chute de l'obturation. Pour le composite, l'interférence d'humidité est tout d'abord préjudiciable à la qualité structurelle du matériau et peut mener à moyen terme à une détérioration de la restauration, mais elle peut être à l'origine d'échecs bien plus importants.

En effet, ou bien l'obturation chutera si sa seule rétention était censée être assurée par le mordançage de l'émail périphérique, car la moindre trace d'humidité annihilera le processus d'adhérence, ou bien, si la cavité est rétentive, la non-adhésion du composite permettra la percolation et son cortège de méfaits : coloration marginale, récidive de carie, atteintes pulpaires.

La digue présente, en outre, l'avantage non négligeable de permettre au praticien de se concentrer plus aisément sur la mise en œuvre de la restauration, suffisamment délicate en soi pour ne pas devoir s'inquiéter d'éléments perturbants, tels la salive et la langue. La digue permet, enfin, de refouler légèrement le bord de la gencive en cas d'obturation juxta-gingivale. Signalons à ce propos que la digue classique, dont nous décrirons sommairement le mode d'emploi ci-après, peut, dans certains cas de soins aux dents antérieures, utilement être remplacée par le « mini-dam », qui se place plus aisément, est moins encombrant et, du fait de sa rigidité, refoule aisément la gencive (fig. 2-1).

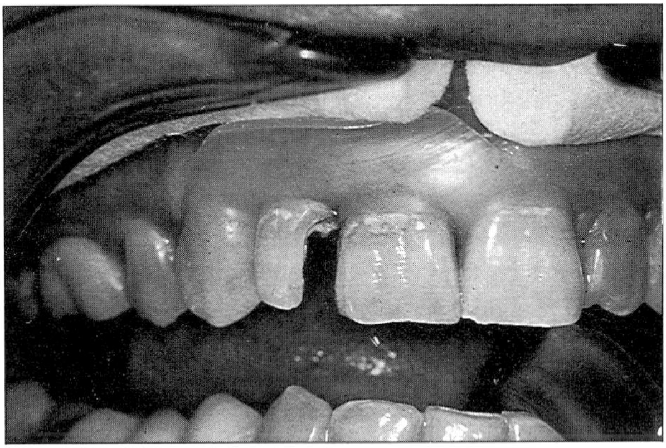

**Fig. 2-1.** Isolation au moyen d'un « mini-dam », de rouleaux de coton et d'un écarteur. Remarquer la rétraction de gencive obtenue au niveau de la dent intéressée. *(Document* P. DELMELLE.*)*

On place la digue après avoir terminé la taille de la cavité et après avoir fait la première toilette de la dent à l'aide du spray dans le but de la débarrasser des débris de fraisage. La digue, de préférence épaisse, est préparée d'avance en découpant des carrés de 15 × 15 cm et en la tendant sur un cadre *ad hoc*. Au moment de l'emploi, on l'oriente correctement devant l'orifice de la cavité buccale et on l'applique au contact des dents à isoler, c'est-à-dire la ou les dents à obturer et une voisine de part et d'autre. On marque au feutre les points de contact entre la digue et les dents intéressées.

On perce, aux endroits marqués, des trous au moyen de la pince *ad hoc*. La digue est ensuite mise en place en insérant les dents dans les orifices percés et un crampon est placé sur chacune des dents marginales. Au niveau de la ou des dents à soigner, on veillera à ce que la digue se glisse dans le sulcus gingival, au besoin à l'aide d'un fil de soie ligaturé.

Au cas où, pour une raison quelconque, la digue est impossible à placer pour une restauration dans la région molaire, il faut peut-être y trouver une contre-indication pour l'emploi du composite ou alors veiller à la perfection constante de l'assèchement du champ opératoire en renouvelant fréquemment les rouleaux de coton et en faisant usage d'une puissante aspiration salivaire.

## LA TOILETTE DE LA DENT

La toilette de la dent comporte un double aspect. Il y a, d'une part, le problème du nettoiement de la cavité proprement dite, qui est un traitement banal, commun à toutes les cavités avant d'être obturées. Nous en rappellerons les grandes lignes et proposerons une technique adéquate. Il y a, d'autre part, le problème de la surface extérieure péricavitaire, qui est particulier et propre à la technique de restauration qui fait appel au mordançage acide. En effet, comme nous le décrirons en détail dans le chapitre suivant, dans ce dernier cas il est indispensable d'opérer, en plus, un nettoyage parfait de la surface amélaire de la dent appelée à être mordancée. Celle-ci doit, en particulier, être débarrassée de toute trace de plaque qui entraverait impitoyablement l'action de l'acide. Pour ce faire, on fera usage d'une cupule rotative et de pâte ou lait à base de pierre ponce et d'eau (fig. 2-2). On

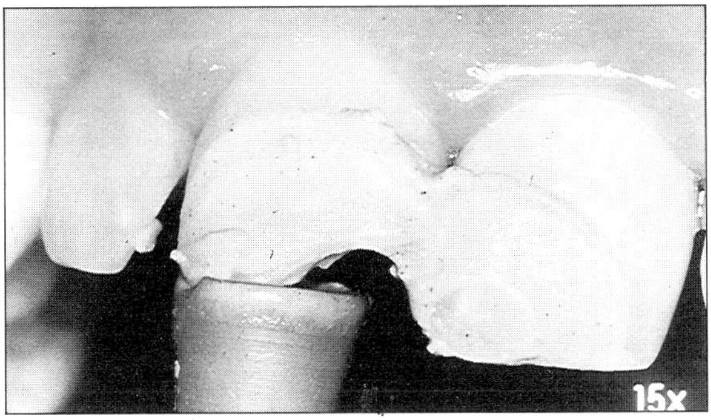


**Fig. 2-2.** Nettoyage de la dent à l'aide d'une cupule en caoutchouc et de pâte de pierre ponce. *(Document* Y. DELGHUST.*)*

n'emploiera pas de pâte dentifrice commerciale contenant des substances grasses ou huileuses, qui ferait obstacle au mordançage qui va suivre. On s'abstiendra encore davantage de pâte dentifrice fluorée, considérée, en pratique courante, comme agent prophylactique parfait. En effet, une application de fluor sur l'émail tendrait à rendre celui-ci plus résistant à une attaque acide, que nous nous proposons précisément à effectuer d'une manière efficace.

Dans cet ordre d'idées, certains praticiens, particulièrement méticuleux, prévoyant une restauration en composite précédée tout naturellement d'un mordançage, demandent à leur patient de s'abstenir, en attendant l'intervention prévue, de tout traitement fluoré de quelque nature que ce soit. Ceci, quoique louable, nous semble une précaution inutile.

Revenons-en à la toilette de la cavité proprement dite. Après un premier jet de spray qui débarrassera la cavité des débris de fraisage, on isole la dent selon sa propre conception de la perfection. S'il n'est généralement pas considéré comme indispensable de nettoyer la cavité à l'aide d'un désinfectant puissant, nous conseillons néanmoins l'usage d'un bactéricide léger. Le Tubulicid* semble constituer un agent idéal. Toutefois, ADRIAENS, 1983, conseille de faire précéder le Tubulicid* d'un agent tensio-actif et il préconise le Néo-Sabenyl* de la firme Labaz, Bruxelles. Ce désinfectant, appliqué pendant 15 secondes, attaque plus efficacement la couche de débris qui a tendance à rester accolée à la dentine et renforce l'action bactéricide du Tubulicid*, surtout depuis que la chlorhexidine, présente dans la formule originale, a été remplacée par l'amphotère-2. Cette application est suivie d'un rinçage abondant à l'aide du spray et est complétée par un séchage.

Une boulette d'ouate, de la dimension de la cavité, est imprégnée de Tubulicid*, insérée dans celle-ci et maintenue en place pendant 2 minutes, après quoi la cavité est reséchée avec un jet d'air tiède. L'auteur précité attire l'attention sur le fait qu'il faut faire usage du Tubulicid* Blue Label, qui ne contient pas de fluorure. En effet, l'application de Red Label, qui dans d'autres circonstances est mieux indiquée, risquerait ici de faire encourir à l'émail une modification de sa structure cristalline, défavorable au mordançage ultérieur.

Ce qui précède n'est à prendre en considération que pour les obturations pour lesquelles il n'est pas prévu de faire usage d'un adhésif dentinaire. En effet, nous verrons dans le chapitre suivant que dans ce cas un prétraitement dentinaire est indiqué. Nous reviendrons entre autres sur l'éventuel enlèvement complet de cette couche de débris qui adhère assez intimement à la dentine. Cet enduit, désigné par boue dentinaire, est de nature organo-inorganique. On y trouve des débris de la substance dure de la dentine mélangés aux protéines de la substance organique. Le terme anglais fréquemment utilisé, même dans les textes français, est « smear layer ».

Disons déjà qu'en cas de placement du composite dans une cavité dont la profondeur n'exige pas de fond protecteur, on a intérêt à ne pas enlever la totalité de la boue dentinaire à laquelle le composite semble adhérer assez efficacement. Si, par contre, nous plaçons un ciment protecteur de fond de cavité (voir paragraphe suivant), il est préférable de procéder à un enlèvement plus complet de cet enduit.

## LA PROTECTION DENTINAIRE

La paroi axiale et/ou pulpaire de la cavité a intérêt à être recouverte d'un produit protecteur, afin de mettre l'organe pulpo-dentinaire à l'abri d'une éventuelle action nocive, non seulement du matériau d'obturation lui-même, mais également des produits d'infiltration, y compris des micro-organismes susceptibles de s'introduire dans les hiatus rétractionnels du composite.

On a généralement recommandé l'usage de l'hydroxyde de calcium (Dycal, Procal) qui possède des avantages réels. Tout d'abord, il est non seulement d'une innocuité parfaite pour l'organe pulpo-dentinaire, mais il procure à cet organe, parfois malmené par une fraise un peu trop audacieuse, un effet sédatif, voire curatif. En outre, l'hydroxyde de calcium n'exerce aucun effet détériorant sur le composite. Nous pensons devoir signaler cet avantage car le ciment oxyde de zinc-eugénol, considéré, en général, comme le meilleur protecteur de fond de cavité au point de vue biologique, est totalement contre-indiqué ici car, comme tout phénol, l'eugénol inhibe la polymérisation de la résine matricielle du composite dont, de la sorte, la couche de fond ne durcirait pas.

On a, cependant, découvert récemment deux inconvénients à l'hydroxyde de calcium. Le premier, de nature extrinsèque, est de ne pas résister à l'acide de mordançage qui, parfois trop généreusement dispensé, se répand jusqu'au fond de la cavité. Nous pourrions proposer un remède fort simple, c'est de mettre tout en œuvre pour ne pas répandre l'acide au-delà des limites de l'émail en faisant usage, de préférence, d'un gel au lieu d'un liquide. La plupart des firmes productrices présentent d'ailleurs, dans leur conditionnement, l'acide de mordançage sous forme de gel coloré.

Il reste cependant le second inconvénient qui est peut-être plus intrinsèquement lié à la nature du produit. On a, en effet, constaté que l'hydroxyde de calcium manque de pérennité et a tendance à se désagréger à la longue, créant ainsi un vide fâcheux. Barnes et coll., 1979, ont, assez curieusement, constaté ce même phénomène sous une obturation en amalgame. La cause n'est donc pas nécessairement imputable au composite ou au mordançage.

Les auteurs précités suggèrent que la désintégration de l'hydroxyde de calcium pourrait être due au fluide canaliculaire. A notre connaissance, aucune nouvelle expérimentation complémentaire n'est venue ni confirmer ni démentir cette suggestion.

Consciente de ces problèmes, la firme Caulk a modifié la composition de son hydroxyde de calcium et a mis à la disposition de la profession le Dycal-Plus qui résiste mieux aux agressions chimiques et, tout dernièrement, le Prisma-VLC, qui est photopolymérisable et qui résout, de la sorte, le petit problème du durcissement.

Toutefois, pour nous débarrasser simultanément des soucis que nous procurent les deux inconvénients de l'hydroxyde de calcium, nous suggérons de le remplacer par un ciment ionomère de verre (IOV). Ce ciment consiste en une poudre de verre soluble de calcium-alumino-silicate, riche en fluor, et d'un liquide visqueux composé de copolymères d'acides acryliques. McLean, 1985, ainsi que Beech, 1985, et Ngo et coll., 1986, en ont démontré le triple avantage : une très bonne biocompatibilité, dispensateur d'ions fluor et possibilité d'adhérence aux structures dentaires. L'adhésion à l'émail s'opère sans aucun traitement préalable, si ce n'est son impeccable propreté, et acquière une valeur de 3 à 4 MPa. L'adhésion à la dentine, dont le mécanisme n'est pas encore bien connu, pourrait être attribuée à des forces d'attraction secondaires intermédiaires de caractère ionique et polaire entre les radicaux COOH et les ions $Ca^{++}$ de la dentine. La force d'adhésion se situe entre 2 et 3,5 MPa. Elle peut toutefois doubler (de 6 à 7 MPa) après un traitement à l'acide polyacrylique à 25 %, tel le Dentin Conditioner de G.C. International ou le Espe Ketak-Conditioner. Cet acide léger élimine la couche de débris de fraisage, en maintenant l'enduit qui adhère plus fortement dans les embouchures des tubuli dentinaires, hermétisant ceux-ci et protégeant, de la sorte, le contenu canaliculaire. L'application dure une vingtaine de secondes et doit être suivie d'un bon rinçage au spray.

Autre avantage de l'IOV, en mordançant sa surface, le composite y adhère très correctement. Garcia-Godoy et Malone, 1986, ont démontré que cette adhérence n'est pas de nature chimique mais mécanique. En effet, l'adhérence s'opère grâce, d'une part, aux anfractuosités créées par l'acide de mordançage et, d'autre part, aux irrégularités de surface, propres à ce ciment et accentuées par de petites bulles d'air incorporées lors du malaxage.

Un ionomère de verre a déjà reçu le label « acceptable » de l'A.D.A., notamment le Chem-Fil de Ash-De Trey. Quatre autres ont obtenu le label « provisionnaly acceptable ». Ce sont, dans l'ordre de préférence du « Esthetic Dentistry Research Group », le Ketak-Fil de Espe, le Fuji II de G.C. International, le Glasionomer Type-II de Shofu et le Ceramfil de Healthco. Dernièrement, deux nouveaux ionomères de verre, plus spécialement destinés à l'usage de fond de cavité, dénommés d'ailleurs « Glass-Ionomer-Liner », ont été mis sur le marché. Ce sont le Ketac-Bond de Espe et le G.C. Lining-

Cement de G.C. International. Leur indication principale est d'en recouvrir la totalité de la dentine à laquelle ils adhèrent parfaitement. En outre, en les mordançant, le composite y adhère à son tour et, ce qui ne gâche rien, ils sont radio-opaques, ce qui n'est pas le cas de tous les ionomères de verre.

La force rétentive entre ces deux nouveaux types d'ionomère de verre et quelques composites usuels, précédés de leur adhésif propre, a été testée par Hinoura et coll., 1987. Ils ont constaté que la meilleure combinaison s'établissait entre le Ketac-Bond et le Silux/Scotchbond, qui parvenait à développer une force adhésive de 4,6 MPa.

Un léger inconvénient de l'IOV est la difficulté de manipulation lors du placement au fond de la cavité et l'incertitude concernant son temps de durcissement. Caulk a mis récemment sur le marché un IOV qui semble pouvoir résoudre quelques-uns de ces petits problèmes. Il s'agit du Timeline. Il se présente sous forme de pâte et est conditionné en tube. Il n'y a pas de mélange à effectuer. La pâte, d'une viscosité bien étudiée, est à placer telle quelle et le durcissement s'opère en quelques secondes d'irradiation à l'aide de la lampe halogène. Le mordançage de sa surface durcie n'est pas nécessaire pour y faire adhérer le composite.

Nous n'étions pas loin de penser que l'ionomère de verre, malgré sa technique de placement un peu plus compliquée, était, pour le composite, le plus parfait des produits protecteurs de fond de cavité. Cependant, des investigations récentes (Roulet, 1986) ont révélé, à l'interface ionomère de verre-composite, des imperfections sous forme de petites fissures, engendrant un danger de percolation, surtout inquiétant au bord cervical des obturations, en l'absence d'émail mordançable. Cette disjonction serait due précisément à l'adhésion d'un matériau à l'autre, ce qui aurait pour conséquence la fracture de parcelles d'ionomère causée par la rétraction de prise du composite. En effet, il faut savoir que lors de la polymérisation par rayons électromagnétiques, la rétraction de prise s'opère en direction de la source lumineuse et le matériau en voie de durcissement a donc tendance à se détacher du fond.

On pourrait toutefois se poser la question de savoir s'il faut y attacher beaucoup d'importance, tout au moins dans l'éventualité où nous avons pu assurer une bonne étanchéité par le mordançage périphérique de l'émail. De toute façon, cet état de choses n'est pas imputable à l'ionomère, il est inhérent à la rétraction du composite. Ce même phénomène doit certainement se produire en présence de tout autre matériau de fond de cavité et même en leur absence. On pourrait de toute façon y remédier en grande partie en procédant à la polymérisation du composite par couches relativement minces.

Signalons pour terminer que, sachant que le composite se rétracte en durcissant, il y a intérêt à en réduire la masse autant que faire se peut.

Aussi ne faut-il pas hésiter à placer une épaisseur importante de ciment de fond de cavité. C'est une raison supplémentaire pour faire usage d'ionomère de verre en sélectionnant celui plus particulièrement destiné à jouer ce rôle, tel le Ketac-Bond.

## Bibliographie

ADRIAENS (P.), Le traitement de la dentine comme problème d'interface en dentisterie. *Rev. Belge Médecine Dent.,* 38 : 112-115, 1983.

BARNES (J.), KIDD (E.), Disappearing Dycal. *Brit. Dent. J.*, 147 : 111, 1979.

BEECH (D.), Bonding of restorative resins to dentin. *In :* Symposium on Posterior Composite Resin Dental Restorative Materials. Saint-Maartens, Vanherle G. et Smith C., 3 M Co, édit., 1985.

BOWEN (R.), Adhesive bonding of various materials to hard tooth tissues. *J. Dent. Res.*, 44 : 690, 895, 903, 906 et 1365, 1965.

BROUILLET (J.), FRANQUIN (J.), Propriétés biologiques des résines composites. *In :* Les composites postérieurs. Paris, S.N.P.M.D., édit., 85-101, 1987.

COTTING (A), HERR (P.), HOLZ (J.), BAUME (L.), La protection pulpo-dentinaire à l'égard des obturations adhésives par corrosion acide. *Rev. Mens. Suisse Odonto-Stomat.,* 90 : 1138-1158, 1980.

DAVILLA (J.), GWINNETT (A.), ROBLES (G.), Marginal adaptation of composite resins and dental bonding agents. *J. Dent. Res.,* 65 (Special Issue, Abstr. n° 623), 1986.

FORTIER (J.), GOLDBERG (M.), Le collage dentinaire. Espérance ou actualité clinique ? *Inform. Dent.,* 66 : 659-669, 1984.

FUSAYAMA (T.), New concepts in operative dentistry. Acid etching. Chicago, Quintessence Publishing Co., édit., 118, 1980.

GARCIA-GODOY (F.), MALONE (M.), The effect of acid etching on two glass ionomer lining cements. *Quintess. Int.*, 17 : 621-623, 1986.

GOLDBERG (M.), FORTIER (J.), La photopolymérisation des adhésifs peut-elle améliorer la protection dentino-pulpaire? *Actualités Odonto-Stomat.,* 154 : 269-280, 1985.

HINOURA (K.), MOORE (B.), PHILLIPS (R.), Tensile bond strenght between glass ionomer cements and composite resins. *J. Amer. Dent. Ass.,* 114 : 167-172, 1987.

IMOBERSTEG (A.), HERR (P.), HOLZ (J.), BAUME (L.), La protection pulpo-dentinaire à l'égard des obturations adhésives par corrosion acide. *Rev. Mens. Suisse Odonto-Stomat.,* 90 : 951-973, 1980.

LEIDAL (T.), ERIKSEN (H.), Microleakage along composite restorations in human premolars after treatment with different cleansing agents. *Scand. J. Dent. Res.,* 87 : 470-474, 1979, *a.*

LEIDAL (T.), ERIKSEN (H.), A scanning electron microscopic study of the effect of various cleansing agents on cavity walls *in vitro. Scand. J. Dent. Res.,* 87 : 443-449, 1979, *b.*

MATHIS (R.), DEWALD (J.), MOODY (C.), FERRACANE (J.), Marginal leakage in class V composite restorations with glass ionomere liners. *J. Dent. Res.,* 67 (Special Issue, Abstr. n° 662), 1988.

McLEAN (J.), The use of glass ionomer cements in bonding composite resins to dentine. *Brit. Dent. J.,* 158 : 410-414, 1985.

NGO (H.), MOUNT (G.), Glass-ionomere cements : a 12-months evaluation. *J. Prosth. Dent.,* 55 : 203-207, 1986.

ROULET (J.), Die zervikale Füllung. *Dtsch. Zahnärtzl. Z.,* 4 : 730-734, 1986.

THOMPSON (V.), WILLIAMS (E.), BAILEY (W.), Dental resins with reduced shrinkage during hardening. *J. Dent. Res.,* 58 : 1522-1532, 1979.

# 3. LA RECHERCHE DE L'ADHÉSION

## NOTIONS PRÉLIMINAIRES D'ÉTANCHÉITÉ ET D'ADHÉSIVITÉ

L'étanchéité d'une obturation est une propriété hautement souhaitable, sinon indispensable, pour la pérennité d'une restauration et le maintien de l'intégrité physiologique et fonctionnelle de la dent qui la porte. Hélas, cette étanchéité est relativement difficile à réaliser par suite de l'instabilité dimensionnelle de la grande majorité des matériaux d'obturation. En effet, les matériaux plastiques appelés à durcir après leur placement dans la cavité dentaire se contractent en durcissant, créant ainsi immédiatement une solution de continuité entre la paroi cavitaire et la restauration. L'importance de la rétraction de prise linéaire pour le composite varie entre une moyenne de 1,25 % pour les composites à petit pourcentage de charge et de 0,5 % pour les composites fortement chargés. Cela représente au point de vue clinique une faille de l'ordre de grandeur de 5 à 20 microns.

Un second facteur d'instabilité dimensionnelle vient, par la suite, encore aggraver la situation, notamment la différence de coefficient d'expansion thermique entre le tissu dentaire et les divers matériaux. Pour le composite, ce coefficient est en moyenne trois fois supérieur à celui de la dent.

Au point de vue biologique, beaucoup d'auteurs, dont le chef de file est incontestablement BRÄNNSTRÖM, 1972, 1985, considèrent que la percolation de la salive contaminée dans l'espace ainsi créé est un facteur de nocivité pour l'organe pulpo-dentinaire nettement plus important que la nature éventuellement toxique du matériau lui-même.

Un facteur pourrait éventuellement pallier ces graves défauts du composite : son adhésivité physico-chimique au tissu dentaire. Il est bien évident que si on parvenait à une adhérence parfaite du matériau, on obtiendrait non seulement l'étanchéité tant souhaitée, mais également une rétention du matériau aux parois cavitaires. Cette réalisation permettrait de supprimer les artifices de taille rétentive relativement mutilante.

Les premières recherches ayant pour but de faire adhérer le composite à la dent ont été de nature chimique et orientées vers la mise au point d'un polymère adhésif pouvant servir d'agent de liaison entre le composite et les tissus durs de la dent. BUONOCORE et coll., 1956, furent les premiers à mettre au point un tel produit, notamment le « Cavity Seal » qui n'était autre qu'un méthacrylate de l'acide glycéro-phosphoré. Il fut utilisé pour faire adhérer la résine acrylique autopolymérisante (Sevriton) d'usage courant à l'époque. Plusieurs autres produits furent encore essayés mais aucun ne donna satisfaction.

En 1968, FISCHER et coll., exploitant une idée du Japonais MASUHARA, 1969, ont mis au point un composite qui, grâce à l'utilisation d'un catalyseur spécial, le Tri-N-butyle-borane (TNBB), acquérait un pouvoir d'adhérence au tissu dentaire, sans l'interposition d'une quelconque résine adhésive de liaison. Cette tentative, malgré un début d'exploitation sous forme de Palakav, ne fut pas non plus couronnée de succès.

D'autres recherches encore furent entreprises à l'époque pour tenter de réaliser une véritable adhésion de nature chimique, mais les résultats sont restés fort peu encourageants. Ces recherches ont vraisemblablement été, sinon abandonnées, du moins considérablement freinées en 1965 lorsque BUONOCORE songea à une autre solution qui fut très rapidement considérée comme la plus raisonnable et surtout la plus efficace pour l'époque.

# L'ADHÉSION A L'ÉMAIL PAR MORDANÇAGE

## Mode d'action

C'était déjà en 1955 que BUONOCORE avait eu l'idée de rechercher l'adhérence au tissu dentaire de la résine autopolymérisante, employée à l'époque comme matériau d'obturation esthétique, en traitant, au préalable, avec un acide, la surface d'émail bordant la cavité. Cette idée s'est révélée constituer le plus grand pas en avant vers l'adhésivité des matériaux d'obturation.

Une dizaine d'années plus tard, on s'intéressa à ce procédé dans le but d'assurer la rétention de la résine prophylactique dans les puits et fissures, dont nous traiterons dans le dernier chapitre de l'ouvrage.

Ce n'est, assez curieusement, que dix ans plus tard que le procédé fut exploité pour l'obturation au moyen de composite (BUONOCORE, 1975; SILVERSTONE et DOGON, 1975). Ce traitement, dénommé « etching » par les Anglo-Saxons, a reçu des traductions françaises fort diverses telles : gradué, décapage, clavetage, cautérisation acide et, le terme que nous avons adopté, mordançage.

Examinons à présent quelle est l'action exacte de l'acide sur l'émail ou, en d'autres termes, quelle est la réaction de l'émail ainsi agressé. Une investigation de SILVERSTONE, 1974, a mis en évidence une double action de l'acide de mordançage. On constate, d'une part, une perte de substance par érosion de quelque 2 à 14 microns et, d'autre part, une action de criblage en profondeur créant des mini-anfractuosités. Il est cependant assez surprenant de constater que la profondeur d'atteinte à l'intégrité de l'émail est inversement proportionnelle à la concentration de l'acide, ainsi que le montre le tableau II.

TABLEAU II. — **Action de l'acide phosphorique sur l'émail.**

| | **Concentration en acide phosphorique** | | | | | | |
|---|---|---|---|---|---|---|---|
| | **20** | **25** | **30** | **40** | **50** | **60** | **70** |
| Perte de substance (en microns) | 14 | 10 | 9 | 7 | 6 | 2 | 2 |
| Profondeur de mordançage (en microns) | 20 | 20 | 15 | 12 | 10 | 4 | 2 |
| Total d'émail affecté (en microns) | 34 | 30 | 24 | 19 | 16 | 6 | 4 |

La raison de ce phénomène s'avère être que les produits de désintégration de l'hydroxyapatite, en l'occurrence le phosphate de calcium, qui aux plus fortes concentrations d'acide s'accumulent en plus grande quantité à la surface de l'émail, font obstacle à l'action plus intense de l'acide.

SOETOPO et coll., 1978, en déduisirent logiquement que l'acide phosphorique à 20 % serait plus efficace. DAVIDSON et ARENDS, 1980, démontrèrent cependant l'inconvénient à utiliser des concentrations moins fortes car, à un pH plus élevé, l'hydroxyapatite a plutôt tendance à se transformer en brushite, qui s'avère être plus difficile à éliminer par rinçage (fig. 3-1).

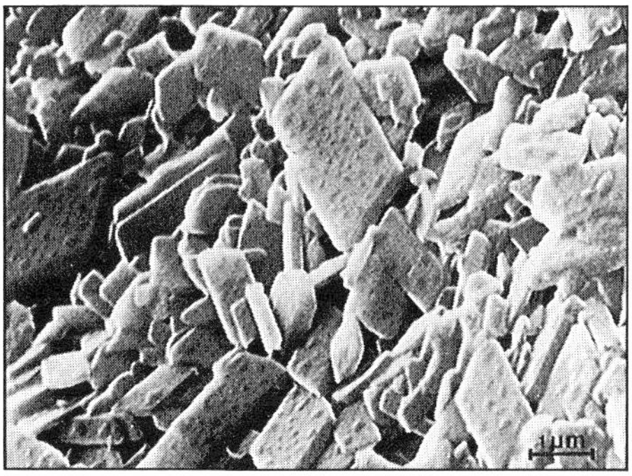


Fig. 3-1. Vue au MEB de cristaux de brushite déposés sur l'émail mordancé. *Reproduit avec la courtoise autorisation de* DAVIDSON *et* ARENDS, *1980, et de l'éditeur. (Document* W. JONGBLOED.*)*

C'est ainsi que le pourcentage acide situé entre 30 et 40 s'avéra être le plus performant et en définitive la majorité des acides phosphoriques du commerce ont une concentration de 37 %, tamponnés au moyen de 7 % d'oxyde de zinc.

L'acide de mordançage fut présenté, au début, sous forme liquide, mais, à l'heure actuelle, les fabricants ont de plus en plus tendance à lui donner la consistance de gel coloré qui présente l'avantage de se répandre moins facilement en dehors des zones qu'on désire traiter et, étant coloré, le produit est mieux discernable lorsqu'il est appliqué sur une dent.

On a pu, au microscope électronique à balayage (fig. 3-2) (GWINNETT, 1971), se rendre compte de la modification structurelle du tissu dentaire après l'application d'acide et comprendre ainsi son mode d'action. En réalité, l'acide attaque la surface de la dent en dissolvant les prismes d'émail, créant ainsi des mini-anfractuosités d'une profondeur de 10 à 30 microns, dans lesquelles le composite ou, de préférence, la résine de liaison non chargée, s'infiltre sous forme de « tags » ou digitations (fig. 3-3).

A
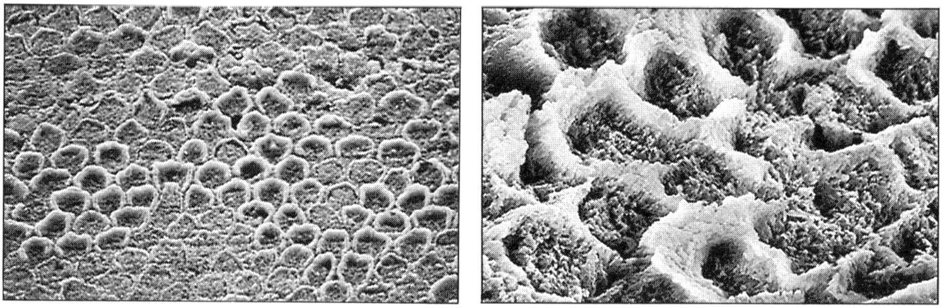
B

**Fig. 3-2.** Surface de l'émail après mordançage montrant l'aspect en nid d'abeille obtenu par la décalcification préférentielle des prismes d'émail : *A*) agrandissement × 1 000; *B*) agrandissement × 3 000. (*Documents MEB aimablement mis à notre disposition par* A. J. GWINNETT.)

A
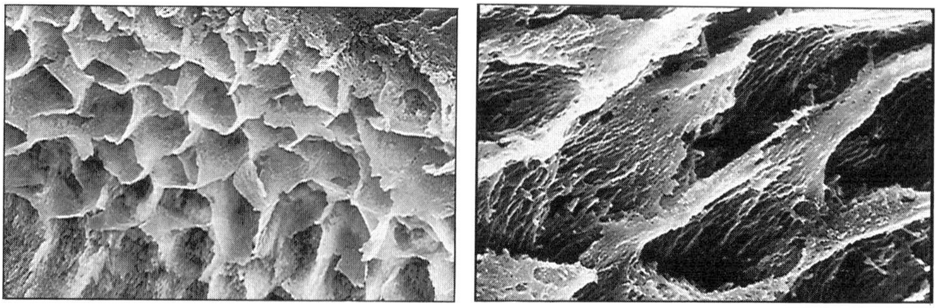
B

**Fig. 3-3.** Digitations résineuses intra-amélaires ou « tags »; *A*) agrandissement × 1 800; *B*) agrandissement × 5 000. (*Documents MEB aimablement mis à notre disposition par* A. J. GWINNETT.)

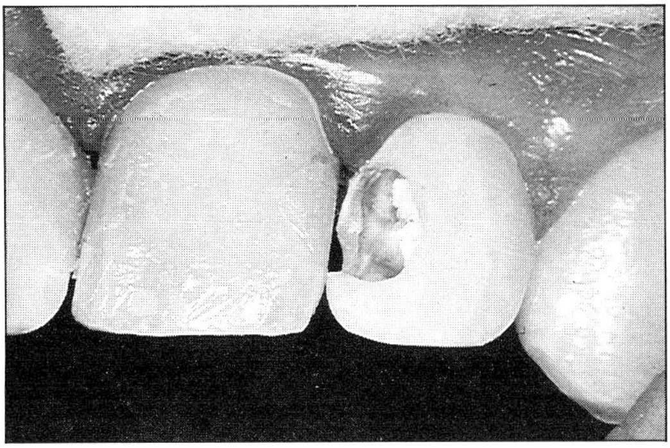

**Fig. 3-4.** Aspect crayeux de l'émail mordancé. *(Document* Y. DELGHUST.*)*

Il convient d'ajouter que, suite à une structure prismatique différente, le tiers cervical de certaines dents et généralement les dents de lait ne répondent pas aussi bien à l'attaque acide, ce qui se manifeste par l'absence de l'aspect crayeux généralement obtenu (fig. 3-4). Son absence doit faire douter de la perfection du mordançage et dans ce cas il est préférable de refaire une application d'acide.

La pénétration de la résine matricielle du composite dans les anfractuosités est l'élément capital pour l'obtention de l'adhérence, qui développe une résistance à l'arrachage telle qu'elle devient apparemment supérieure à la résistance à la traction du composite lui-même. En effet, si on applique une force d'arrachage allant en augmentant, le composite finira par se fracturer au niveau des digitations, abandonnant celles-ci dans les anfractuosités. En réalité, la force d'arrachage a été évaluée à 25 MPa, au maximum, et la moyenne de la résistance à la traction du composite est de l'ordre de grandeur de 75 MPa. Il y a donc encore une marge de sécurité, mais il va de soi que la fracture s'opère à la jonction des digitations en résine non chargée et du composite et cet endroit précis constitue, de toute évidence, un point de résistance moindre mais suffisant.

## Option de stratégie

Les zones d'émail qu'il faudra mordancer dépendent de la technique de finissage des bords de cavité que l'on aura choisie. Au cas où l'on a procédé à la taille d'un biseau, on ne mordancera que la partie de l'émail qui a été entaillée, en évitant de contaminer la surface située au-delà. En cas de non-biseautage, certains cliniciens préfèrent ne mordancer que le mur d'émail cavitaire, d'autres ont recours au mordançage d'une zone d'émail périphérique d'environ 2 mm tout autour de la cavité, zone destinée à être recouverte d'une mince couche de composite se terminant à rien ou, selon un terme anglais difficilement traduisible, en « fether edge ».

Un autre choix à faire est de décider s'il faut mordancer avant de placer le fond de cavité ou après le placement de celui-ci. Au début, on croyait devoir, sans hésitation aucune, placer d'abord le fond de cavité protecteur, pour précisément éviter que l'acide, qui risque de se répandre, n'aille imprégner la dentine et endommager l'organe pulpo-dentinaire. On a constaté ultérieurement que l'acide, qui se répandait sur l'hydroxyde de calcium, le détériorait et lui enlevait une partie de son pouvoir protecteur. Nous avons déjà analysé ce problème et avons suggéré de faire plutôt usage d'un ionomère de verre qui convient parfaitement à cet usage. Si l'on veut, malgré tout, s'en tenir à l'hydroxyde de calcium, il faut faire usage du Dycal-AFD acido-résistant ou du Dycal-VLC, polymérisable à la lumière de la lampe halogène, si on en possède une. Ces deux produits détiennent les bonnes propriétés de l'hydroxyde de calcium sans les désavantages. On pourrait également s'astreindre à appliquer la technique suivante, même si elle est un peu plus dispendieuse de temps : placement provisoire d'une couche d'hydroxyde de calcium recouvrant la totalité de la dentine, mordançage de l'émail, enlèvement du ciment, probablement détérioré par imbibation d'acide, et placement d'une nouvelle couche, définitive cette fois, d'hydroxyde de calcium.

## Technique de mordançage

Précisons, tout d'abord, qu'il ne s'agit ici que du mordançage de l'émail dans l'optique de l'application subséquente de la résine de liaison amélaire conventionnelle et non du mordançage ou d'un quelconque prétraitement dentinaire, préparatoire à l'enduction de résine de liaison dentino-adhésive, dont nous traiterons au paragraphe suivant.

Voici, point par point, la marche à suivre pour procéder à un mordançage correct et effectif :

1. Prélever un peu d'acide de mordançage dans le flacon compte-gouttes dont sont pourvus la plupart des conditionnements actuels de composite. Il s'agit en général d'acide orthophosphorique à 37 %, tamponné à l'oxyde de zinc. On le dépose dans un petit godet à mono-usage, généralement joint au conditionnement. La plupart des fabricants ont remplacé l'acide liquide par un gel coloré (fig. 3-5). On ne peut qu'encourager la présentation de l'acide sous cette forme, car l'application en est facilitée, d'une part parce qu'on voit mieux le produit grâce à sa coloration et, d'autre part, parce qu'il est plus facile de placer un gel exactement où l'on veut sans risque de le voir s'écouler hors des limites souhaitées.

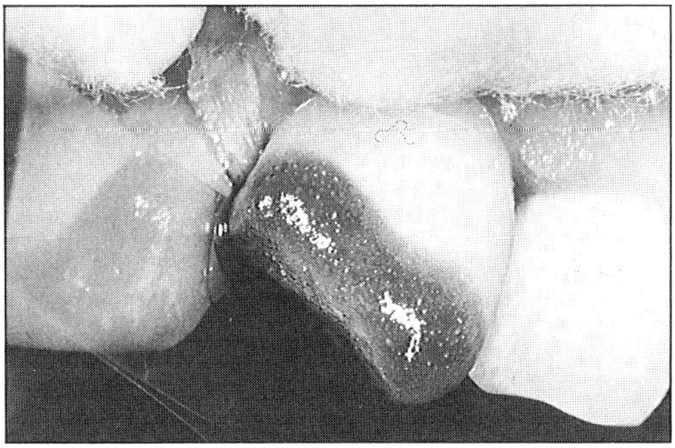

**Fig. 3-5.** Mordançage de l'émail périphérique avec un gel acide coloré. *(Document* Y. DELGHUST.*)*

2. Appliquer cet acide sur les zones d'émail environnant la cavité, prévues dans ce but au plan de travail. On opère cette application avec un pinceau de nylon coudé ou avec un pellet en éponge synthétique, l'un et l'autre fournis avec le composite. Une amélioration a encore été apportée, notamment le gel en seringue, ce qui augmente la précision du geste. Lorsque, dans certains cas de classe III ou IV, une paroi d'émail non doublée de dentine a été judicieusement laissée en place du côté vestibulaire, il faut songer à mordancer la totalité de cette paroi, non du côté vestibulaire, mais du côté cavitaire. L'adhésion du composite à la face interne de ce mur d'émail contribuera à l'amélioration, non seulement de la rétention du matériau, mais également à l'étanchéité de la restauration. Si on est amené à devoir mordancer une des faces proximales d'une dent, ce qui se présente régulièrement lors de l'obturation d'une cavité de la classe III, il est prudent de placer un strip protecteur entre la paroi à restaurer et la dent voisine, afin d'éviter que l'acide n'aille inutilement attaquer l'émail de cette dent (fig. 3-6).

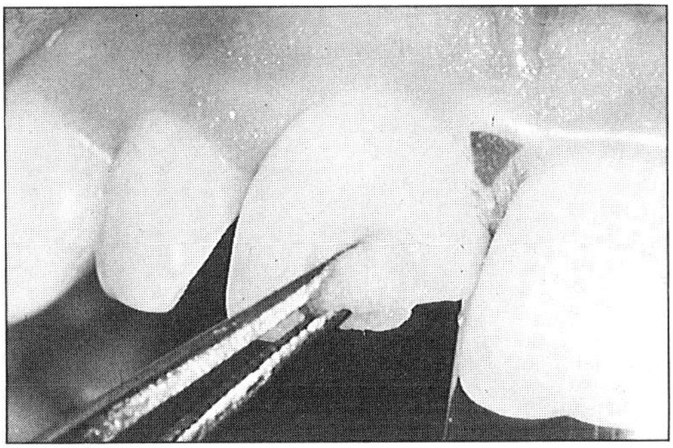

Fig. 3-6. Un strip protège la dent voisine lors du mordançage. *(Document* Y. DELGHUST.*)*

Si on désire limiter le mordançage à une zone bien précise entourant une cavité, ce qui est bien sûr recommandable, on peut la circonscrire avant de procéder au mordançage, en plaçant au moyen d'un pinceau un vernis coloré (GC Masking Varnish). Celui-ci empêchera l'acide de se répandre au-delà de la ligne de démarcation. Ce léger ressaut empêchera également le débordement de la résine de liaison et du composite et, après le durcissement de ce dernier, le dégrossissage sera parfaitement contrôlable, car la disparition simultanée de toute trace de vernis coloré, à l'aide de pointes diamantées *ad hoc* (voir p. 185 et 186), constituera la preuve de l'ajustage parfait.

3. Laisser agir pendant 30 à 60 secondes, en ajoutant éventuellement un peu d'acide après la première application. Cet ajout doit se faire précautionneusement par petits attouchements du bout du pinceau. Il ne faut, en effet, pas détériorer le treillis amélaire en voie de formation. C'est pour cette raison qu'il ne faut jamais faire usage d'ouate pour l'application de l'acide, car les fibres de coton pourraient rester accrochées dans les mini-anfractuosités déjà formées.

4. Rincer copieusement à l'aide du spray afin de mettre fin à l'action de l'acide et de débarrasser la surface de l'émail des sous-produits de décalcification, en l'occurrence des phosphates de calcium. Ce nettoiement ne peut se faire en priant le patient de se rincer la bouche, car tout doit se passer à l'abri de la salive. On ne permettra donc pas non plus au patient de cracher ni de fermer la bouche, mais l'eau de rinçage sera éliminée au fur et à mesure au moyen d'une aspiration appropriée. Il faut savoir que l'acide sous forme de gel est un peu plus difficile à éliminer que sous forme liquide. Il faudra donc que le rinçage soit plus copieux et qu'il se prolonge au moins jusqu'à la minute. Au cas où une digue a été placée, l'eau de rinçage déborde assez facilement si on ne possède pas d'aspiration chirurgicale. Dans ce cas, on priera le patient de se pencher au-dessus du crachoir pendant le rinçage, ce qui permettra à l'eau de s'écouler sans déborder sur les vêtements. Certains cliniciens préfèrent le jet d'eau simple au spray air-eau; aucune investigation n'a encore démontré laquelle des deux méthodes est la plus performante.

5. Sécher à présent à la perfection la surface décalcifiée à l'aide d'un jet d'air tiède prolongé. L'installateur doit garantir, et faire la preuve, que l'air comprimé produit est indemne d'humidité et de traces d'huile de lubrification. Cette contamination de l'air comprimé pourrait altérer la netteté de la surface mordancée ou la réhumidifier et hypothéquer ainsi, subrepticement, l'adhésion du composite. A la fin de la période de séchage, il faut que l'émail mordancé et séché apparaisse comme une surface crayeuse (voir fig. 3-4). A défaut de l'apparition de cet aspect, il convient de refaire une

application d'acide, de rincer et de sécher à nouveau la surface jusqu'à l'obtention de cet aspect souhaité, garant d'un mordançage correct. Si la technique a été soigneusement appliquée, l'insuccès doit être imputé à la structure dysmorphique de l'émail. Plusieurs facteurs peuvent être mis en cause. Le premier concerne les dents de lait, dont la surface d'émail fait preuve bien souvent d'une structure aprismatique. Le second concerne la région du collet, car l'émail à cet endroit, comme celui des dents lactéales, possède fréquemment, en surface, une structure aprismatique. Une dernière cause d'insuccès peut être trouvée dans le fait d'une fluoration plus intense de l'émail, sur lequel l'acide a moins de prise. Dans ces divers cas, il faut, soit, comme nous l'avons dit, avoir recours à une application d'acide plus prolongée ou la répéter, soit donner la préférence à la taille d'un biseau périphérique, s'il n'était pas prévu, ou l'élargir. Dans cet ordre d'idées, on a pu croire un moment donné qu'en prévision d'une obturation en composite, il était indiqué de demander au patient d'interrompre momentanément toute médication fluorée. Cependant, nous ne croyons pas qu'il est utile d'interrompre cette habitude prophylactique, ni qu'une brève interruption puisse modifier suffisamment la structure amélaire pour influencer d'une manière ou d'une autre l'efficacité du mordançage.

6. Avant de procéder à la pose du composite, il convient d'examiner une dernière fois si la surface est bien sèche et contrôler plus particulièrement les petits suintements, parfois même sanguinolents, apparaissant au niveau du bord gingival et dus, vraisemblablement, à une légère contusion de la gencive suite à un heurt d'instrument ou, tout simplement, à un jet d'air trop puissant. De toute façon, ces petits incidents auraient pu être évités si le praticien s'était donné la peine de placer une digue. L'application d'une boulette d'ouate imprégnée d'une solution astringente favorisant la coagulation (Racéstyptine, Ultrapac, etc.) et maintenue en place sous compression pendant quelques instants viendra facilement à bout de ce petit contretemps. Si cet incident s'est produit, il est indispensable d'appliquer à nouveau de l'acide de mordançage sur les zones qui ont été contaminées par la salive ou le sang, de rincer et de sécher de nouveau. Nous insistons, une fois de plus, sur l'extrême perfection du séchage. Afin de diminuer, dans des cas à risque, le danger de recontamination, il est important de procéder à l'enduction de la résine de liaison le plus immédiatement possible après avoir terminé le séchage.

Pour faciliter le mordançage acide, plusieurs firmes ont mis au point un dispositif spécial destiné à déposer le gel de mordançage de façon fort précise. Il y a entre autres le dispositif en forme de seringue de Caulk, un dispositif similaire d'Ultradent, mais surtout le « Scotchflo » de 3M Co qui ressemble à un stylo dans lequel est placé une cartouche contenant le gel et hors de laquelle il est d'abord seringué dans un petit réservoir terminal d'où il est, au moment opportun, expulsé en actionnant un bouton poussoir. L'aiguille terminale très effilée peut être orientée dans n'importe quelle direction permettant le placement du gel aux endroits les plus inaccessibles.

# LES ADHÉSIFS DENTINAIRES

## Introduction

Nous avons signalé que les premières tentatives pour faire adhérer le composite à l'émail avaient conduit les chercheurs à tenter de mettre au point un polymère muni d'un pouvoir adhésif de nature chimique, mais que les résultats peu convaincants les avaient découragés de poursuivre leurs investigations, surtout depuis l'avènement du mordançage. Celui-ci, toutefois, n'étant pas applicable à la dentine, les recherches furent plutôt orientées vers ce nouvel objectif.

De prime abord, on aurait pu s'imaginer qu'au cas où la dentine aurait pu être parfaitement débarrassée de l'enduit de fraisage et où les embouchures des canalicules dentinaires auraient été libérées, l'enclavage mécanique de l'adhésif dans ces anfractuosités naturelles aurait constitué un facteur de rétention. Malgré la vraisemblance de cette idée, il s'est avéré, d'une part, que la force rétentive qui en résultait était fort peu importante et, d'autre part, que soit le produit de décapage, soit le polymère adhésif, soit l'accumulation des deux facteurs constituaient de toute évidence un danger potentiel pour l'organe pulpaire.

Ce qu'il fallait primordialement rechercher c'était une liaison de nature chimique entre la molécule adhésive et le tissu dentinaire. C'est la firme japonaise Kuraray qui fut probablement la première à commercialiser un agent de liaison dentinaire, le Clearfil-Bonding-Agent (fig. 3-7). FUSAYAMA et coll., 1979, prirent la responsabilité de

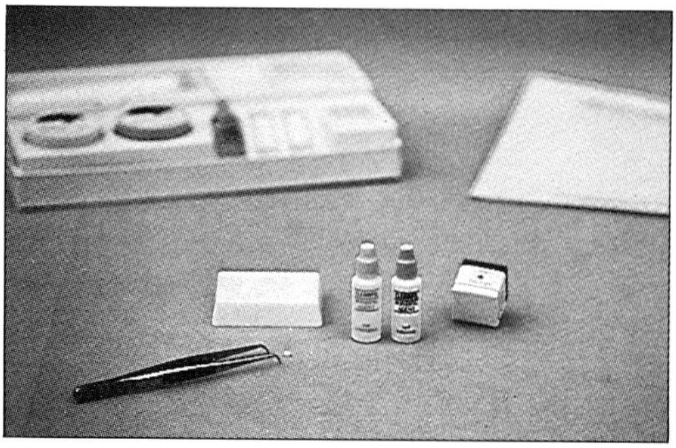

**Fig. 3-7.** Clearfil-Bonding-Agent. *(Document aimablement mis à notre disposition par la firme Keur & Sneltjes, Pays-Bas.)*

conseiller cette résine, qui avait d'ailleurs le pouvoir d'adhérer aussi bien à la dentine qu'à l'émail. La firme 3M Co fut la seconde à mettre sur le marché une résine de liaison à effet similaire, notamment le Scotchbond. A l'heure actuelle, la plupart des fabricants de composite produisent leur propre adhésif dentinaire.

## Structure et fonctionnement de l'agent de liaison dentinaire

La structure moléculaire des agents de liaison dentinaire est pratiquement identique pour tous. Nous avons affaire à une molécule relativement grande, composée de trois parties. Au centre nous trouvons un groupe de liaison, nommé « spacer », que nous pourrions traduire par **entretoise**, et désigné par la lettre S sur le schéma de la figure 3-8. L'une extrémité est constituée d'un groupe méthacrylate (Bis-GMA, NPG-GMA, etc.), dont la double liaison permet une réaction chimique avec un monomère similaire constituant la phase organique du composite. C'est le **radical M.** On trouve à l'autre extrémité un groupe réactif ou fonctionnel capable de créer une liaison chimique avec la composante inorganique ou organique du tissu dentaire. C'est le **radical X**.

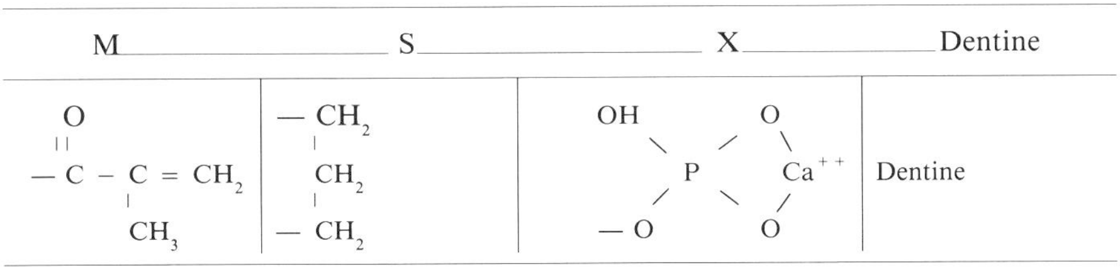


M : groupe méthacrylate de l'extrémité du monomère Bis-GMA,
S : groupe de liaison ou entretoise (spacer),
X : groupe réactif capable de créer une liaison avec la dentine.

**Fig. 3-8.** Schéma d'un adhésif dentinaire.

## La liaison avec la phase inorganique de la dentine

Les groupes fonctionnels du radical X, supposé pouvoir réagir avec la composante inorganique (calcium) de la dentine, sont de plusieurs ordres :

1. Le système N-Phényl-Glycine/Glycidyle-Méthacrylate (NPG-GMA). Cet adhésif fut un des premiers qui fut mis au point par Bowen en 1965, dans le but de faire adhérer le composite à l'émail. A l'époque, le produit ne

donna pas satisfaction car, en l'absence de mordançage, il ne put résister aux stress mécaniques et thermiques du milieu buccal. Le Cervident en est un exemple, mais il ne développe qu'une force adhésive de 2 à 3 MPa.

2. Les esters phosphorés. Dans ce système, les groupes hydroxyles du Bis-GMA sont remplacés par des radicaux phényl-phosphate ou chloro-phosphate, possédant un radical P = O. Celui-ci peut établir une liaison avec le calcium de la dentine suivant le schéma que voici :

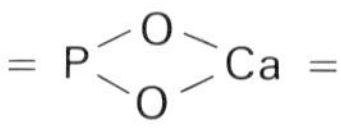

C'est la molécule adoptée par un grand nombre d'adhésifs dentinaires, seule ou en association avec d'autres substances, dont nous reparlerons (tableau III). Citons comme exemple le Scotchbond dont la force adhésive atteint déjà 3 à 4 MPa.

3. Le système 4-Meta. Ici la substance de base, c'est-à-dire le 4-méthacryl-oxyméthyle-trimellitate anhydre, n'a qu'une valeur adhésive douteuse (Richardson et coll., 1986), mais, combinée avec le NPG-GMA de Bowen (ex. : le Superbond), et surtout accompagnée d'un prétraitement, dont nous parlerons dans un instant, atteint une valeur appréciable de 12 à 13 MPa.

## La liaison avec la phase organique de la dentine

En ce qui concerne la possibilité de liaison avec la phase organique de la dentine et notamment avec le collagène, différentes réactions semblent possibles entre les groupes actifs, d'une part, du collagène et, d'autre part, de certaines molécules successivement proposées. Pour le collagène ce sont les radicaux hydroxyle (– OH), amide (– CONH), amine (– NH) et carboxyle (– COOH). Furent essayés comme adhésifs : des isocyanates (ex. : le Dentin-Adhésit) et des cyano-acrylates (ex. : le Cyanodont), mais outre leur valeur adhésive peu importante (de 2 à 4 MPa), ces agents de liaison sont susceptibles de s'hydrolyser, suite à la présence du fluide canaliculaire.

Remarquons que, à l'exception d'un ou deux systèmes de liaison dentinaire récents, la généralité des adhésifs n'atteint pas la résistance à l'arrachement obtenue par le mordançage de l'émail, qui peut atteindre 20 MPa. Il est naturellement hasardeux de vouloir comparer des forces adhésives obtenues, d'une part, par enclavage mécanique et, d'autre part, par réaction chimique. En plus, il ne faut pas perdre de vue que la structure de l'émail est différente de celle de la dentine. En effet, cette dernière est un tissu beaucoup moins réceptif aux adhésifs que l'émail, à cause du fait qu'elle contient un pourcentage volumétrique de 30 % de protéine à faible énergie de surface, que ses canalicules exsudent un liquide protéinique et que son turn-over est un élément défavorable à l'adhésion d'un corps étranger.

A défaut d'une adhésion satisfaisante, on aurait pu espérer que l'usage d'un adhésif dentinaire assurerait au moins une meilleure étanchéité à la restauration. Cependant, si certaines assertions semblent, assez naïvement, pouvoir l'affirmer, TORSTENSON et coll., 1982, GILETTE et coll., 1984, ainsi que THORNTON et coll., 1987, ont constaté que, si l'adhésif dentinaire constituait indubitablement un apport appréciable, un pourcentage beaucoup trop élevé de restaurations accusait encore un certain degré de percolation, difficilement acceptable. Il était bon de le rappeler, mais on n'en ignore pas la cause, qui est la, toujours incontournable, rétraction de prise du composite. Celle-ci n'est malheureusement pas neutralisable par la force rétentive des adhésifs dentinaires, qui, d'une part est insuffisante et dont, d'autre part, la durabilité est douteuse. C'est pourquoi les chercheurs continuent inlassablement à explorer d'autres facettes du problème, dont un meilleur conditionnement de la dentine.

## Le conditionnement de la dentine

Nous venons de constater que les agents de liaison dentinaire, aussi bien ceux qui s'adressent à la partie organique qu'inorganique de la dentine, ne constituent pas encore la solution parfaite au problème de l'étanchéité. Il y a dès lors peut-être intérêt à orienter les recherches vers la mise au point d'un système de prétraitement dentinaire en mesure d'améliorer son potentiel adhésif.

Lors de l'apparition du premier adhésif dentinaire, FUSAYAMA, 1980, préconisa un prétraitement par mordançage de la dentine au moyen d'acide orthophosphorique à 40 %. Quoique utilisé pour le mordançage de l'émail, cet acide était généralement considéré comme nocif pour la pulpe et de sérieuses précautions étaient prises par les praticiens pour qu'il ne puisse la contaminer. Cet acide fut curieusement jugé inoffensif par l'auteur précité, suivi en cela par TORSTENSON et coll., 1982. Ceci fut encore confirmé par BRÄNNSTRÖM, 1985, sans pour autant que ce dernier n'en préconise l'emploi. Cette pratique ne fut d'ailleurs pas acceptée par la grande majorité des praticiens et ne fut plus recommandée par la suite.

Les protagonistes des adhésifs dentinaires qui apparurent successivement sur le marché par la suite préconisèrent plutôt un prétraitement moins agressif, soit à l'acide citrique, soit plus simplement à l'eau oxygénée ou à un ammonium quaternaire. On estimait que le but principal du prétraitement ne devait pas être le mordançage mécanique de la dentine, mais l'élimination des débris de fraisage ou « smear layer », la désinfection et surtout la libération des sites actifs de la dentine, c'est-à-dire le calcium réactif et l'hydroxyapatite et le collagène de la phase organique.

Pour obtenir ce résultat, LEIDAL et ERIKSEN, 1979, *a* et *b*, avaient, avant cela, déjà proposé l'usage de l'EDTA. Ils furent suivis en cela par HANSEN, 1984, et par WANG et coll., 1984. Ces derniers auteurs complétèrent cependant leur enduction d'EDTA par celle d'hypochlorite de sodium, traitement qui leur permit d'atteindre une force adhésive de 14 MPa, se rapprochant ainsi de celle obtenue par les meilleurs adhésifs dentinaires du commerce (tableau III). Ce résultat appréciable ne fut cependant pas, du moins à notre connaissance, confirmé par d'autres publications.

TABLEAU III. — **Les adhésifs dentinaires.**

| **Marques** | | **Firme** | **Substances actives** |
|---|---|---|---|
| *Bisfil-Dentin-Enamel-Bond* | LC | Bisco | Esters phosphorés |
| *Bonding-Plus* | LC | Zizine | Sulfinate de sodium-Benzène |
| *Bondlite* | LC | Kerr/Sybron | Esters phosphorés |
| *Cervident* | CH | S. S. White | NPG-GMA |
| *Clearfil-Bonding-Agent* | CH | Kuraray | 4-Meta + Esters phosphorés |
| *Clearfil-Newbond* | LC | Kuraray | Glutaraldéhyde + Hema |
| *Coremax* | CH | Sankin Co. | *** |
| *Creation-Bond* | LC | Den-Mat | Esters phosphorés |
| *Cyanodont* | CH | Septodont | Cyano-Acrylate |
| *Dentibond* | LC | Septodont | Sulfinate de sodium-Benzène |
| *Dentin-Adhesit* | CH | Vivadent | Uréthane + Isocyanate |
| *Dentin-Adhesive* | LC | Kulzer | Pyrophosphate + Acétone |
| *Dentin-Bond* | CH | Bosworth | Esters phosphorés |
| *Dentin-Bonding-Agent* | CH | Johnson & Johns. | Esters phosphorés |
| *Dentron-D & E-Superbond* | *** | Dentron Co. | Maleineacid-méthacryl |
| *Durafil-Dentin-Adhesive* | CH | Kulzer | Sulfinate de sodium-Benzène |
| *Fusion* | CH | Taub | Silane |
| *Gluma-Dentin-Bond* | LC | Bayer | Aldéhyde + Héma + Esters phosphorés |
| *Palfique-Bonding-Agent* | CH | Tokuyama | *** |
| *Panavia-Ex* | CH | Kuraray | Esters phosphorés |
| *Prisma-Universal-Bond* | LC | Caulk | Esters phosphorés |
| *Restodent-Dentin-Bond* | CH | Lee-Pharmaceut. | Bis-GMA |
| *Sinterbond* | CH | Teledyne | *** |
| *Scotchbond* | CH | 3M-Co. | Esters phosphorés |
| *Scotchbond I* | LC | 3M-Co. | Esters phosphorés |
| *Scotchbond II* | LC | 3M-Co. | Bis-GMA + Hema |
| *Sticky-Bond-Lumen* | LC | SPAD | Sulfinate d'aryle |
| *Superbond* | CH | Sun-Medical | 4-Meta + NPG-GMA + TNBB |

*N. B. :* 1. Le sigle CH ou LC qui suit le nom de l'adhésif signifie respectivement chimiopolymérisation ou photopolymérisation.
2. L'indication *** dans la dernière colonne signifie que cette donnée nous est inconnue.

Nous notons avec une certaine perplexité les divergences de vue chez des auteurs concernant la nocivité aussi bien des divers adhésifs dentinaires que des différents prétraitements préconisés. Il est dès lors normal d'être méfiant et d'attendre les résultats d'investigations crédibles faites sur dents humaines. Une telle investigation faite récemment par Brouillet et coll., 1987, concernant malheureusement que le seul Scotchbond, démontre que sa biocompatibilité peut être considérée comme satisfaisante. Ces auteurs attirent cependant l'attention sur le fait que si l'adhésif est précédé d'un mordançage des parois dentinaires avec de l'acide phosphorique ou de l'EDTA aux dilutions habituelles, des réactions pulpaires sérieuses peuvent apparaître. Il est donc vraisemblable que ce soit l'accumulation, d'une part, de l'ouverture des tubuli et, d'autre part, de leur pénétration par l'acide qui doit être tenue pour responsable et non l'adhésif même.

Dans une autre publication, Brouillet, 1987 *b*, compare la biocompatibilité d'un adhésif du type ester phosphoré à celle d'un adhésif du type glutaraldéhyde-Hema. Selon une première estimation, à court terme, il a constaté que ce dernier type d'adhésif serait plus agressif que le premier. A première vue, cependant, ce système procurerait une étanchéité satisfaisante n'autorisant aucune croissance de germes.

D'autres chercheurs ont poursuivi leurs investigations dans une direction différente. Ils ont tenté d'améliorer la liaison de la résine à la dentine, non plus par mordançage ou nettoyage de la surface dentinaire mais en intensifiant sa minéralisation par imprégnation de solutions minéralisantes.

Causton, 1982, fit usage d'une solution minéralisante à base de calcium, mais il ne parvint à augmenter que fort peu la force adhésive. Nakabayashi et coll., 1982, en imprégnant la dentine au moyen d'une solution contenant des ions ferriques, obtinrent, pour la première fois, une force rétentive nettement supérieure, dépassant 13 MPa.

En somme, on obtient en quelque sorte une modification de la surface dentinaire qui, selon Nakabayashi, 1986, acquiert ainsi une nature artificielle hybride, de consistance amélaire, à même, non seulement d'isoler la pulpe à l'égard des agressions, mais d'assurer une adhésion renforcée aux diverses combinaisons adhésifs/composites.

Nous constatons ainsi que les trois systèmes qui font actuellement preuve d'une force rétentive importante, dépassant celle obtenue par mordançage de l'émail, sont basés sur le prétraitement de la dentine.

1. Le Superbond, dont la constituante principale, le 4-Meta, est en réalité un adhésif amélaire, mais qui, combiné au NPG-GMA et surtout associé au TNBB, constitue un excellent agent de liaison dentinaire développant une force adhésive de 14 MPa.

2. Le système complexe développé *in vitro* par Bowen qui comprend plusieurs étapes : le prétraitement dentinaire au moyen d'oxalate ferrique, proposé par Nakabayashi, suivi d'une enduction de NPG-GMA et recouvert finalement par le PMDM qui est un monomère similaire au 4-Meta. Ce système, non encore commercialisé, réalise *in vitro* une force adhésive similaire à celle du Superbond.

3. Le système finalement le plus performant semble avoir été inspiré par une idée d'Antonucci, 1978, qui avait suggéré l'usage d'un aldéhyde. Ce sont Asmussen et Munksgaard, 1984, qui mirent en chantier le système à engrenage un peu complexe suivant :

*a)* ils débarrassent d'abord la dentine de l'enduit de fraisage au moyen d'EDTA, dans le but de libérer les sites actifs du collagène;

*b)* ils enduisent ensuite la surface dentinaire de glutaraldéhyde qui réagit avec un radical amine du collagène pour former un groupe N-alkyl-hydroxyle (NAH);

*c)* ils placent à présent une couche d'hydroxyle-éthyle-méthacrylate (HEMA) dont les radicaux OH peuvent réagir avec le groupe NAH;

*d)* ils placent maintenant la résine de liaison non chargée, propre au composite choisi, qui réagit avec le HEMA;

*e)* ils terminent par le placement du composite.

Cette dernière idée fut immédiatement commercialisée par la firme Bayer qui a mis sur le marché le Gluma dont la dénomination reflète l'association de la Glutaraldéhyde et de l'Hema. Cet adhésif s'est rapidement rangé parmi les plus performants avec une puissance adhésive pouvant dépasser 17 MPa. Ajoutons cependant que, selon Munksgaard, 1987, cette valeur adhésive dépend des propriétés mécaniques de la résine de liaison et du composite utilisés. C'est ainsi qu'avec un composite de faible module d'élasticité, l'adhérence diminue sensiblement.

Il est important de signaler que les adhésifs dentinaires qui opèrent uniquement leur liaison avec la partie organique de la dentine, tels le Gluma et vraisemblablement le Dentin Adhesit, n'assurent aucune liaison du composite à l'émail. Il est donc indispensable qu'après le placement sur la dentine d'un tel adhésif, le mordançage de l'émail périphérique, éventuellement après la taille d'un biseau, soit exécuté. Ceci n'est donc pas nécessaire pour les adhésifs qui opèrent une liaison chimique avec la partie inorganique de la dentine, tels, par exemple, le Scotchbond, le Dentin-Bonding-Agent et le Bondlite. Ces divers types d'adhésifs peuvent donc être utilisés, dans un même temps, aussi bien pour la dentine que pour l'émail mordancé.

Le dernier en date des prétraitements dentinaires est celui préconisé par la firme 3M Co. qui a mis au point un produit dénommé « Scotchprep ». C'est une solution aqueuse d'un monomère hydrophyle déjà connu, le Hema, mais additionné d'un certain pourcentage d'acide maléique, qui aurait le pouvoir de mordancer légèrement la dentine péritubulaire ainsi d'ailleurs qu'un éventuel fond de cavité : hydroxyde de calcium ou ionomère de verre. Le mode d'emploi du Scotchprep impose une application prolongée, d'au moins 60 secondes, suivie d'un séchage intensif à l'air tiède d'une durée de 60 secondes, de sorte que la dentine prenne un aspect sec et mat. A ce moment, on place l'adhésif dentinaire de la firme, le Scotchbond II, qui est une formule améliorée du Scotchbond original. On en enduit aussi bien la dentine prétraitée que l'émail mordancé. On photopolymérise pendant 20 secondes, après quoi on place le composite.

La force adhésive de ce système atteint 23 MPa pour l'émail, 18,8 pour la dentine bovine et 22,4 MPa pour la dentine humaine. De toute évidence c'est le résultat le plus performant obtenu jusqu'à présent.

En compulsant la littérature, nous avons pu établir le tableau IV qui relate la force rétentive en mégapascals des principaux adhésifs dentinaires du commerce. Les valeurs indiquées sont les moyennes de celles citées par les auteurs suivants : ASMUSSEN et BOWEN, 1986; BASSIOUNY, 1986; BEECH, 1986; BOWEN, 1984; CAUSTON, 1985; HUANG, 1986; MITCHEM, 1986; REINHARDT, 1986; WANG et coll., 1984.

Nous avons été étonnés de constater que dans certains cas apparaissaient des différences assez surprenantes entre les valeurs citées par les différents auteurs pour un même adhésif. BEECH, 1986, croit que la diversité des résultats enregistrés, ne l'oublions pas, *in vitro*, est la conséquence de la probable différence de structure d'une dent à l'autre, selon la face sur laquelle le test est effectué, selon le temps écoulé depuis l'extraction de la dent cobaye et selon le mode de conservation de l'organe. Une autre cause d'inégalité des valeurs est évidemment aussi le manque de standardisation des méthodes d'investigation et de mensuration de la force adhésive. Un groupe de travail se penche actuellement sur ce problème.

Nous avons établi une double liste des adhésifs dentinaires actuellement sur le marché, dans la première, ils ont été rangés par ordre alphabétique et, dans la seconde, par ordre décroissant de leur force rétentive, valeurs représentant la moyenne de celles relevées dans la littérature (tableau IV).

La performance des divers adhésifs dentinaires a, en outre, été confirmée par HANSEN et ASMUSSEN, 1985, qui, pour ce faire, ont examiné la largeur de la faille qui s'était créée entre l'obturation et la paroi de la cavité, après enduction d'adhésif. Ils ont constaté, tout d'abord, que la largeur de la faille augmentait proportionnellement au diamètre de la cavité et qu'elle diminuait progressivement avec l'accroissement de l'angle cavo-surface. Avec un biseau réalisant un angle de 90°, les auteurs obtinrent les résultats repris sur le tableau V, sur lequel les adhésifs sont rangés par ordre décroissant de largeur de faille enregistrées avec, en regard, leur valeur rétentive en mégapascals.

Tableau IV. — **La force rétentive des adhésifs dentinaires.**

| **Ordre alphabétique** | | **Ordre de valeur** | |
|---|---|---|---|
| *Marques* | *MPa* | *Marques* | *MPa* |
| Bondlite | 4,10 | Scotchbond II | 18,80 |
| Cervident | 2,25 | Gluma | 17,50 |
| Clearfil-Bonding-Agent | 1,12 | Superbond | 14,50 |
| Clearfil-Newbond | 6,40 | NPG-GMA-PMDM-BOWEN | 12,50 |
| Coremax | 0,70 | Panavia-Ex | 8,20 |
| Creation-Bond | 4,58 | Prisma-Universal-Bond | 7,23 |
| Dentin-Adhesit | 3,70 | Dentin-Bonding-Agent | 7,16 |
| Dentin-Adhesive | 1,77 | Restodent-Dentin-Bond | 7,00 |
| Dentin-Bond | 6,00 | Palfique | 6,90 |
| Dentin-Bonding-Agent | 7,16 | Clearfil-Newbond | 6,40 |
| Dentron-D.E.-Superbond | 6,31 | Scotchbond-L.C. | 6,40 |
| Durafil-Dentin-Adhesive | 5,08 | Dentron-D.E.-Superbond | 6,31 |
| Gluma | 17,50 | Dentin-Bond | 6,00 |
| NPG-GMA-PMDM-BOWEN | 12,50 | Durafil-Dentin-Adhesive | 5,08 |
| Palfique | 6,90 | Creation-Bond | 4,58 |
| Panavia-Ex | 8,20 | Bondlite | 4,10 |
| Prisma-Universal-Bond | 7,23 | Sinterbond | 3,95 |
| Restodent-Dentin-Bond | 7,00 | Dentin-Adhesit | 3,70 |
| Scotchbond | 3,62 | Scotchbond | 3,62 |
| Scotchbond-L.C. | 6,40 | Cervident | 2,25 |
| Scotchbond II | 18,80 | Dentin-Adhesive | 1,77 |
| Sinterbond | 3,95 | Clearfil-Bonding-Agent | 1,12 |
| Superbond | 14,50 | Coremax | 0,70 |

*N. B. :* Les valeurs exprimées en MPa représentent la moyenne des résultats publiés par les auteurs cités dans le texte.

Tableau V. — **La largeur de la faille rétractionnelle des restaurations *versus*, la force rétentive de quelques adhésifs dentinaires.**

| **Adhésifs** | **Largeur de la faille en microns** | **Forces rétentives en MPa** |
|---|---|---|
| Gluma | 4,1 | 17,50 |
| Superbond | 5,5 | 14,50 |
| NPG-GMA-BOWEN | 8,5 | 12,50 |
| Palfique | 14,0 | 6,90 |
| Panavia-Ex | 15,0 | 8,20 |
| Scotchbond | 15,0 | 3,62 |

Ce tableau, ainsi que le graphique de la figure 3-9, permettent effectivement de constater l'interdépendance entre la largeur de la faille et la force rétentive des adhésifs.

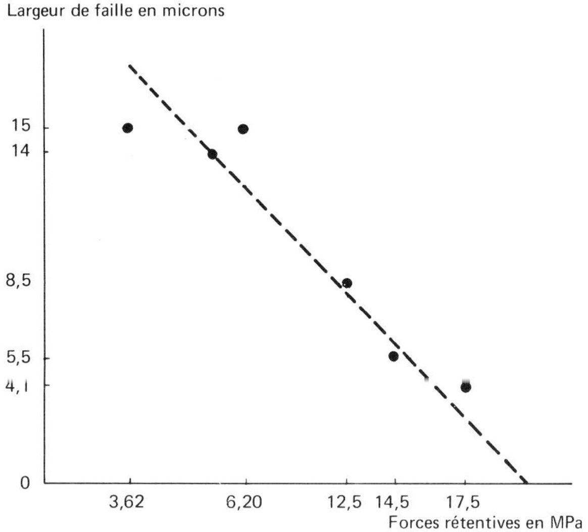


**Fig. 3-9.** Graphique représentant le rapport entre la force rétentive des adhésifs dentinaires et la largeur de faille engendrée par la rétraction de prise du composite.

Signalons également que la plupart des adhésifs dentinaires adhèrent plus fortement à l'émail qu'à la dentine. D'après Beech, 1986, la force adhésive à l'émail est, selon la marque de l'adhésif, de 1 à 4 fois supérieure à celle obtenue à la dentine. Cependant, l'adhésion du composite à l'émail, réalisée par mordançage, reste supérieure à celle enregistrée par un adhésif dentinaire seul, mis à part, peut-être, un ou deux adhésifs récents dont les performances, *in vivo*, restent cependant à prouver.

## Conclusions

On pourrait à présent se poser la question de savoir si l'usage d'un adhésif dentinaire est déjà, ou deviendra un jour, la solution idéale et définitive au problème de l'étanchéité du composite. La perfection n'est certes pas encore atteinte, car le point crucial reste toujours la rétraction de prise du composite, dont la force, selon Bowen, 1983, peut atteindre 7,5 MPa, dépassant la valeur rétentive de la plupart des adhésifs dentinaires.

Deux solutions sont dès lors envisageables, ou bien mettre tout en œuvre pour développer un adhésif dont la force rétentive, *in vivo*, dépasse celle de la rétraction de prise, ou bien explorer la possibilité de fabrication d'un monomère capable de polymériser sans rétraction. Les recherches sont orientées dans les deux sens, mais nous sommes convaincus que la seconde solution serait de loin préférable, d'autant plus que des résultats encourageants ont déjà été obtenus. Thompson et coll., 1979, ont signalé que le monomère spiro-ortho-carbonate (SOC) se dilatait en durcissant. Il semble que des difficultés techniques concernant la fabrication ont freiné la mise au point d'un tel composite. Plus récemment, Stansbury et coll., 1986, semblent avoir trouvé une nouvelle approche. Ils sont d'avis qu'en ajoutant au Bis-GMA du SOC, au lieu de TEGMA, en guise de fluidifiant, on parviendrait à réduire considérablement, voire à supprimer, la rétraction de prise du composite.

Nous constatons heureusement, et les travaux présentés lors des Congrès de l'International Association for Dental Research sont là pour le confirmer, que les recherches dans ce domaine sont poursuivies avec opiniâtreté. Ceci nous permet d'exprimer, plus qu'un espoir, une certitude que l'adhésif dentinaire apportera une amélioration sensible du comportement du composite et que nous approchons peut-être du jour où la question de l'étanchéité du composite sera résolue.

En attendant, un grand nombre de cliniciens et de chercheurs sont encore méfiants et n'encouragent provisoirement pas l'usage des résines adhésives. Nous croyons, cependant, qu'il faut pouvoir faire preuve d'un peu plus d'audace confiante, car si les résultats ne sont pas encore pleinement satisfaisants, il ne semble pas que l'emploi judicieux et correct des adhésifs dentinaires puisse constituer un danger quelconque. Nous ne pensons pas qu'une obturation qui a été précédée du placement d'un adhésif sur une dentine correctement protégée soit cliniquement moins valable qu'une restauration réalisée sans cet adhésif.

On constatera, d'ailleurs, dans le chapitre suivant, que nous conseillons en tout cas leur usage là où, par manque d'émail au niveau de l'angle cavo-surface, l'adhésion par mordançage est irréalisable.

## Bibliographie

ANTONUCCI (J.), Aldehyde methacrylates derived from hydroxy-benzaldehyde. *J. Dent. Res.*, 57 : 500-505, 1978.

ASMUSSEN (E.), MUNKSGAARD (E.), Formaldehyde as bonding agent between dentin and restorative resins. *Scand. J. Dent. Res.*, 92 : 480-483, 1984.

ASMUSSEN (E.), MUNKSGAARD (E.), Adhesion of restorative resins to dentinal tissues. *In :* Proceedings Symposium Posterior Composite Resin Dental Restorative Materials. Saint-Maarten, Vanherle et Smith, 3M Co, édit., 217, 1985.

ASMUSSEN (E.), BOWEN (R.), Adhesion to dentin conveyed by experimental and proprietary bonding agents. *J. Dent. Res.,* 65 (Special Issue, Abstr. n° 630), 1986.

BASSIOUNY (M.), Adhesive tensile strenght of light activated dentin bonding agents. *J. Dent. Res.*, 65 (Special Issue, Abstr. n° 1306), 1986.

BEECH (D.), Bonding of restorative resins to dentine. *In :* Proceedings Symposium Posterior Composite resin Dental Restorative Materials. Saint-Maarten, Vanherle et Smith, 3M Co, édit., 231, 1985.

BOWEN (R.), COBB (E.), RAPSON (J.), Adhesive bonding to hard tooth tissues : improvement in bond strength to dentin. *J. Dent. Res.*, 61 : 1070-1076, 1982.

BOWEN (R.), NEMOTO (K.), RAPSON (J.), Adhesive bonding of various materials to hard tooth tissues : forces developing in composite materials during hardening. *J. Amer. Dent. Ass.*, 106 : 475-477, 1983.

BRÄNNSTRÖM (M.), NYBORGH (H.), Pulpal reaction to composite resin restorations. *J. Prosth. Dent.*, 27 : 181-189, 1972.

BRÄNNSTRÖM (M.), Composite resin restorations : biological considerations with special reference to dentin and pulp. Proceedings of a Symposium. *In :* Posterior Composite Resin Dental Restorative Materials. Saint-Maarten, 3M Co, édit., 1985.

BROUILLET (J.), FRANQUIN (J.), ÉRARD (J.), Incidences biologiques d'un nouvel adhésif dentinaire. *Actualités Odonto-Stomat.,* 38 : 453-468, 1984.

BROUILLET (J.), FRANQUIN (J.), ÉRARD (J.), Variations de la biocompatibilité d'un adhésif dentinaire selon son utilisation clinique. *Actualités Odonto-Stomat.*, 158 : 291-318, 1987 *a*.

BROUILLET (J.), Propriétés biologiques des résines composites. *In :* Les composites postérieurs. Paris, S.N.P.M.D., édit., 85-101, 1987 *b*.

BUONOCORE (M.), A simple method of increasing the adhesion of acrylic filling materials to enamel surfaces. *J. Dent. Res.*, 34 : 849, 1955.

BUONOCORE (M.), WILEMAN (W.), BRUDEVOLD (F.), A report on a resin composition capable of bonding to human dentin surfaces. *J. Dent. Res.*, 35 : 846, 1956.

BUONOCORE (M.), The use of adhesives in dentistry. Springfield, Charles Thomas, édit., 1975.

BUQUET (J.), SANTORO (J.), Les principes de l'adhésion et leurs applications aux matériaux dentaires. *Rev. Franç. Odont.*, 16 : 1157-1178, 1969.

CAUSTON (B.), JOHNSON (N.), Improvement of polycarboxylate adhesion to dentine by the use of a new calcifying solution. *Brit. Dent. J.*, 152 : 9, 1982.

CAUSTON (B.), Improved bonding of composite restoration to dentine. *Brit. Dent. J.*, 156 : 93-95, 1984.

CHAN (D.), REINHARDT (J.), BOYER (D.), Composite resin compatibility and bond longevity of a dentin bonding agent. *J. Dent. Res.*, 64 : 1402-1414, 1985.

DAVIDSON (C.), ARENDS (J.), Composieten en Fissuurlakken. Alphen-aan-Rijn/Brussel, Stafleu & Tholen, édit., 1980.

DUNCANSON (M.), MIRANDA (F.), PROBST (R.), Agents de liaison dentinaire. Principes de base et résultats. *Odontologia*, 8 : 21-25, 1987.

FISCHER (C.), GROSS (A.), MASUHARA (E.), Erste Erfahrungen mit einem neuen Kunststoff-Füllungs-Material. *Dtsch. Zahnärzh. Z.*, 23 : 209, 1968.

FRANQUIN (J.), BROUILLET (J.), ÉRARD (J.), Biocompatibilité d'un nouvel adhésif dentinaire, Scotchbond. *J. Biomat. Dent.*, 1 : 11-24, 1985.

FUSAYAMA (T.), NAKAMURA (M.), KUROSAKI (N.), IWAKU (M.), Non-pressure adhesion of a new restorative resin. *J. Dent. Res.*, 58 : 1364-1370, 1979.

FUSAYAMA (T.), New concepts in operative dentistry. Acid etching. Chicago, Quintessence Publishing Co, édit., 118, 1980.

GILETTE (K.), ROBINSON (B.), BLANK (L.), HARGRAVE (J.), PELLEV (G.), A dentin-bonding agent and microleakage below the cemento-enamel junction. *J. Dent. Res.*, 63 (Special Issue, Abstr. n° 73), 1984.

GWINNETT (A. J.), Histologic changes in human enamel following treatment with acidic adhesive conditioning agents. *Arch. Oral Biol.*, 16 : 731-738, 1971.

HANSEN (E.), Marginal porosity of light activated composites in relation to use of intermediate low-viscous resins. *Scand. J. Dent. Res.*, 92 : 148-155, 1984.

HANSEN (E.), Effect of Scotchbond dependent on cavity cleaning, cavity diameter and cavosurface angle. *Scan. J. Dent. Res.*, 92 : 141-147, 1984.

HANSEN (E.), ASMUSSEN (E.), A comparative study of dentin adhesives. *Scand. J. Dent. Res.,* 93 : 280-287, 1985.

HUANG (C.), BLACKWELL (G.), SHAEFER (S.), Studies on adhesive properties and microleakage of a dentin adhesive. *J. Dent. Res.*, 65 (Special Issue, Abstr. n° 43), 1986.

JORDAN (R.) et coll., Esthetic composite bonding. Saint-Louis, C.V. Mosby, édit., 1986.

KREJCI (I.), LUTZ (F.), Optimized marginal adaptation of light-cured MOD composite restorations. *J. Dent. Res.*, 65 (Special Issue, Abstr. n° 783), 1986.

MASUHARA (E.), Neben die Chemie eines neuen haftfähigen Kunststoff-Füllungs Materials. *Dtsch. Zahnärztl. Z.*, 24 : 620, 1969.

MASAHARA (E.), Die neuentwickelten haftfähigen Kunststoffen und ihre Anwendung. *Dtsch. Zahnärtzl. Z.*, 37 : 155-159, 1982.

MITCHEM (J.), GRONAS (D.), Effects of time after extraction and depth of dentin on resin dentine adhesives. *J. Amer. Dent. Ass.*, 113 : 285-287, 1986.

MUNKSGAARD (E.), ASMUSSEN (E.), Bond strenght between dentin and restorative resins medicated by mixtures of hema and glutaraldehyde. *J. Dent. Res.*, 63 : 1087-1089, 1984.

MUNKSGAARD (E.), ITOH (K.), ASMUSSEN (E.), JÖRGENSEN (K. D.), Effect of combining dentin bonding agents. *Scand. J. Dent. Res.*, 93 : 377-380, 1985.

MUNKSGAARD (E.), Étude de l'adhésion polymère-dentine par le biais de divers adhésifs et du Gluma. *J. Biomat. Dent.*, 3 : 11-15, 1987.

NAGATA (K.), LUNDEEN (T.), TURNER (D.), Improved photochemical bonding of composites to dentin. *J. Dent. Res.*, 63 (Special Issue, Abstr. n° 1495), 1984.

NAKABAYASHI (N.), KOJIMA (K.), MASUHARA (E.), The promotion of adhesion by the infiltration of monomers into tooth substrates. *J. Biomed. Mater.*, 11 : 395, 1982.

NAKABAYASHI (N.), Bonding of restorative materials to dentine : the present status in Japan. *Int. Dent. J.*, 35 : 145-154, 1986.

PHILIPPS (R.), HINOURA (K.), MOORE (K.), SWARTZ (M.), Tensil bond strenght between glass ionomer cements and composite resins. *J. Dent. Res.*, 65 (Special Issue, Abstr. n° 1576), 1986.

REINHARDT (J.), CHAN (D.), BOYER (D.), Shear strenght of proprietary dentin bonding agents. *J. Dent. Res.*, 65 (Special Issue, Abstr. n° 622), 1986.

RICHARDSON (G.), FRIDEL (R.), CRENSHAW, TURNER (D.), The role of 4 Meta in bonding composites to dentin. *J. Dent. Res.*, 65 (Special Issue, Abstr. n° 347), 1986.

SILVERSTONE (L.), Fissure sealants. *Caries Res.*, 8 : 2-26, 1974.

SILVERSTONE (L.), DOGON (L.), Proceedings of an international symposium on the acid etch technique. Saint-Paul (Minnesota), North Central Publishing Co., édit., 1975.

SOETOPO (D.), REECH (D.), HARDWICK (J.), Mechanism of adhesion of polymers to acid-etched enamel. *J. Oral Rehab.*, 5 : 69-80, 1978.

STANSBURY (J.), BAILEY (W.), Synthesis of monomers that polymerise with expansion in volume. *J. Dent. Res.*, 65 (Special Issue, Abstr. n° 452), 1986.

THORNTON (J.), RETIEF (D.), BARDLEY (E.), Microleakage of two glass-ionomere cements : Ketak-Fil and Ketac-Silver. *J. Dent. Res.*, 68 (Special Issue, Abstr. n° 46), 1987.

TORSTENSON (B.), NORDENVALL (K.), BRÄNNSTRÖM (M.), Pulpal reaction and microorganisms underc learfil composite resin. *Swed. Dent. J.*, 6 : 167-176, 1982.

WALKER (C.), LACY (A.), Cervical microleakage in class II posterior composite resin restorations. *J. Dent. Res.*, 65 (Special Issue, Abstr. n° 1951), 1986.

WANG (S.), GOLDMAN (M.), NATHANSON (D.), Bond strenght of four dentin bonding systems. *J. Dent. Res.*, 63 (IADR Abst. n° 262), 1984.

# 4. CHOIX, CARACTÉRISTIQUES ET POLYMÉRISATION DES COMPOSITES

## LA CLASSIFICATION DES COMPOSITES

Avant de procéder à la phase ultime et importante qui consiste en la pose du composite dans la cavité, il faut avoir fait son choix parmi les marques et les types dont le nombre ne cesse de croître de mois en mois, à tel point que le praticien, victime parfois de la publicité, ne sait plus comment opérer sa sélection.

A présent que nous rencontrons une telle diversité de composites, une classification s'avère indispensable. Une première différenciation fut faite lors de l'apparition des composites à micro-particules, caractérisés surtout par leur aspect plus lisse et plus esthétique, suite à la diminution de la dimension des particules. On les intitula, à l'époque, composites de seconde génération, en opposition aux précédents qui furent catalogués comme composites conventionnels. Cette classification a évidemment perdu toute sa valeur dès lors que cette seconde génération comporte, à l'heure actuelle, un éventail de variétés qui oblige à une diversification plus poussée.

On pourrait, pour classer les composites, se baser sur la nature distinctive du polymère utilisé : Bis-GMA, di-uréthane ou dérivés de l'un ou l'autre. La finalité clinique d'une telle classification ne nous semble pas évidente.

Un autre mode de classification est celui qui range séparément les composites d'après leur pourcentage de charge, en les groupant, par exemple, en quatre catégories d'après leur moyenne de charge inorganique. Nous avons, dans une étude préalable, distingué ainsi les **mini-chargés**, avec une moyenne de charge volumétrique de 22 %, les **modérément chargés**, avec une moyenne de charge volumétrique de 37 %, les **fortement chargés**, avec une moyenne de charge volumétrique de 53 % et les **maxi-chargés**, avec une moyenne de 68 % pouvant atteindre 75 % (fig. 4-1). Cette classification nous a été utile pour l'étude de certaines propriétés qui dépendent précisément du pourcentage de charge, telles la résistance et plus particulièrement la résistance à l'usure, ainsi que la rétraction de prise et le coefficient d'expansion thermique. Ces trois propriétés sont, en effet, dépendantes de la quantité de charge.

La première parce que la charge est un facteur évident d'amélioration de

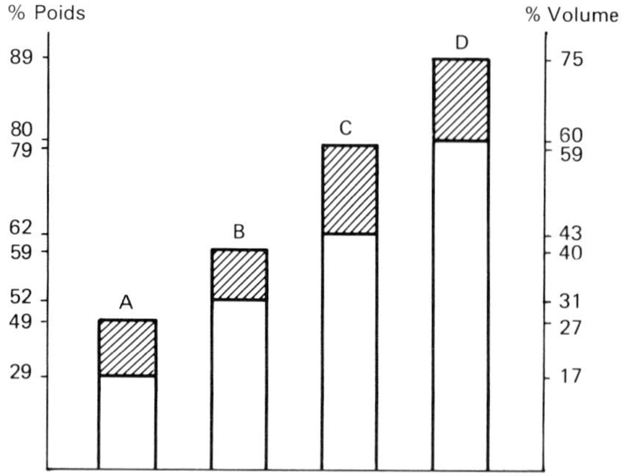


**Fig. 4-1.** Histogramme représentant les quatre catégories de composites, définies par leur pourcentage de charge : *A)* les mini-chargés ; *B)* les moyennement chargés ; *C)* les fortement chargés ; *D)* les maxi-chargés.

toutes les propriétés mécaniques. La deuxième parce que l'augmentation du pourcentage de charge a comme corollaire une diminution du pourcentage de matrice polymérique qui, elle, est responsable de la rétraction de prise. Plus le volume de résine augmente, plus la rétraction sera importante. Enfin, la troisième propriété sur laquelle le pourcentage de charge a une influence est le coefficient d'expansion thermique (CET). Celui-ci est, en effet, proportionnel à la quantité de phase organique, car c'est elle qui subit l'influence des changements de température. Elle se dilate lors d'une hausse de température et se rétrécit lors d'une baisse. Son CET est d'ailleurs 10 fois supérieur à celui de la dentine, alors que la plupart des particules de la phase inorganique ont un CET inférieur à celui de la dent.

Une dernière propriété influencée par la quantité de charge du composite est le module d'élasticité qui joue également un rôle non négligeable dans le comportement clinique d'un composite soumis à des stress masticatoires. Ayant constaté cette indubitable influence, qui ne manque, certes pas, d'intérêt, nous avons voulu la démontrer et avons, dans ce but, dressé le tableau VI qui classe les composites en quatre catégories selon le pourcentage volumétrique de leur charge, avec pour chacun des matériaux, en regard, le module d'élasticité. Ce tableau montre clairement l'interdépendance entre les deux facteurs et peut nous aider dans certains choix à opérer.

Une classification plus fouillée, proposée par Lutz et Phillips, 1983, est également basée sur la charge, mais moins sur la quantité que sur sa nature et sa diversité. C'est ainsi que ces auteurs distinguent 9 groupes de composites. En diversifiant encore davantage certains types de composites, on en arrive même à constituer 11 groupes, rangés en trois grandes catégories : les composites conventionnels, les microfins et les hybrides (fig. 4-2). Attardons-nous un instant à en diversifier les groupes et sous-groupes en citant pour chacun d'eux quelques-unes de leur caractéristiques.

TABLEAU VI. — **Le module d'élasticité *versus* la charge volumétrique de quelques composites.**

| **C. mini-chargés (moins de 30 %)** | | |
|---|---|---|
| *Composites* | *Charge* | *Module E* |
| Microrest | 17 | 8 679 |
| Finesse | 18 | 6 437 |
| Heliosit | 24 | 5 436 |
| Isopast | 25 | 6 401 |
| Compolux | 27 | 6 691 |
| *Moyenne* | 22 | 6 728 |

| **C. modérément chargés (de 30 à 40 %)** | | |
|---|---|---|
| *Composites* | *Charge* | *Module E* |
| Certain | 31 | 8 770 |
| Silar | 35 | 9 075 |
| Estic-Microfil | 36 | 6 473 |
| Silux | 36 | 9 382 |
| Durafil | 37 | 6 085 |
| Answer | 40 | 9 932 |
| Amalux | 40 | 13 372 |
| Compolux-Molaire | 40 | 7 964 |
| *Moyenne* | 37 | 8 881 |

| **C. fortement chargés (40 à 60 %)** | | |
|---|---|---|
| *Composites* | *Charge* | *Module E* |
| Isomolar | 43 | 9 619 |
| Distalite | 45 | 7 600 |
| Scintilux | 45 | 11 360 |
| Héliomolar | 49 | 10 612 |
| Visio-Dispers | 51 | 10 786 |
| Biogloss | 52 | 15 190 |
| Epolite 100 | 53 | 18 206 |
| Ful-Fil | 53 | 13 842 |
| Prisma-Fil | 53 | 13 362 |
| Brilliant | 54 | 14 451 |
| Adaptic-Radiopaque | 55 | 19 605 |
| Luminor | 55 | 13 208 |
| Pedo-Posterior | 57 | 13 847 |
| Miradapt | 57 | 20 320 |
| Adaptic | 58 | 21 412 |
| Cavex-Clearfil F2 | 59 | 12 353 |
| Dentron-Nano-Lux | 59 | 23 893 |
| *Moyenne* | 53 | 14 686 |

| **C. maxi-chargés (de 60 à 75 %)** | | |
|---|---|---|
| *Composites* | *Charge* | *Module E* |
| Nimetic | 60 | 19 550 |
| Aurafil | 62 | 17 985 |
| Concise | 64 | 21 723 |
| Adaptic II | 68 | 15 300 |
| Cavex-Clearfil-Post | 68 | 15 490 |
| Occlusin | 69 | 23 774 |
| P-10 | 74 | 25 117 |
| P-30 | 75 | 23 385 |
| *Moyenne* | 68 | 20 290 |

*N. B.* Les valeurs du module E, données en MPa, ont été empruntées à BRAEM, 1985.

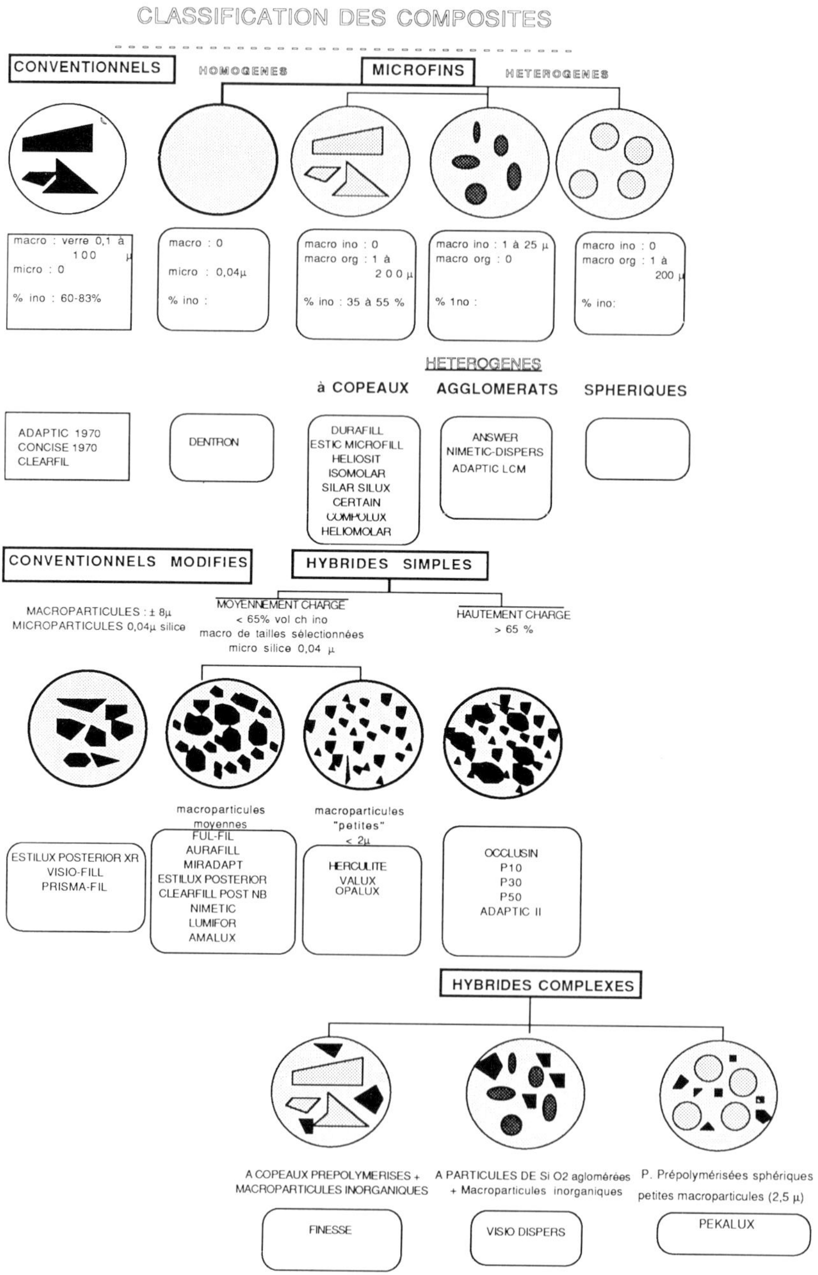


**Fig. 4-2.** Classification des composites.

## Les composites conventionnels

Dans la catégorie des composites conventionnels on distingue deux groupes. Il y a d'abord les *composites conventionnels de première génération*, dont le grand mérite a été d'être les précurseurs et qui, malgré leurs performances jugées actuellement insuffisantes, ont ouvert la voie à l'extraordinaire développement dont nous bénéficions actuellement. Citons, dans l'ordre de leur apparition sur le marché : Addent, Adaptic, Profile, Concise et Clearfil. Leur résine de base était le Bis-GMA et ils étaient, comme tous à l'époque, chimiopolymérisables. Leur charge volumétrique, constituée de macroparticules de quartz pouvant aller jusqu'à 100 microns, se situait aux environs de 60 %. Tous ces composites ont été retirés du marché.

Il y a ensuite *les composites conventionnels modifiés* qui, tout en ayant un pourcentage de charge à peu près semblable à celui de leurs prédécesseurs, possèdent, d'une part, des particules de charge un peu plus réduites, aux environs de 8 microns, et d'autre part, un pourcentage de microparticules de silice de 0,04 microns (voir ci-après). Citons comme exemples : Estilux-Posterior, Prisma-Fil et Visio-Fill. Leur résistance à la compression et à l'usure est à peine supérieure à celle de leurs prédécesseurs. Certains d'entre eux ont adopté une résine de base modifiée, le di-uréthane (DU), et ils sont photopolymérisables.

## Les composites microfins

La principale caractéristique des composites microfins ou micronisés est la dimension sub-micronique de leurs particules de charge, appelées Aérosils, et dont la moyenne se situe vers les 0,04 microns. Cette extrême exiguïté, impossible à réaliser par le broyage traditionnel, est obtenue par hydrolyse et précipitation à haute température de particules d'oxyde de silice. D'où la dénomination, parfois utilisée, d'oxyde de silice pyrogène ou pyrolitique. Leur principal avantage est l'amélioration de leur aspect esthétique. En effet, ces particules, de dimension inférieure à la longueur d'onde de la lumière visible, deviennent indétectables et se confondent visuellement dans la masse du composite. Cela lui confère une apparence plus lisse dans l'immédiat et autorise des retouches de surface qui ne lui supprimeront pas cet aspect particulièrement esthétique.

Ces composites ont une charge extrêmement réduite, ce qui n'est pas intentionnellement voulu par le fabricant mais imposé par l'impossibilité d'introduire une quantité plus importante de ces Aérosils dans la résine de base. En effet, le rapport surface-volume est si élevé qu'au fur et à mesure de l'ajout de ces particules, on obtient une augmentation considérable de la viscosité du matériau ce qui en limite la quantité.

D'autre part, malgré certains avantages d'ordre principalement esthétique, l'augmentation substantielle du pourcentage de résine matricielle entraîne la dégradation de plusieurs propriétés du composite. C'est le cas surtout pour le coefficient d'expansion thermique qui est de 2,5 fois plus élevé que celui des composites normalement chargés (65 par rapport à 25) et pour la rétraction de prise qui est trois fois plus élevée (1,6 par rapport à 0,5).

Les fabricants sont parvenus à contourner la déficience de ce type de matériau, tout en préservant ses propriétés, grâce à une astuce de fabrication, employée probablement pour la première fois par la firme Vivadent. La figure 4-3 représente le schéma de production d'une telle charge.

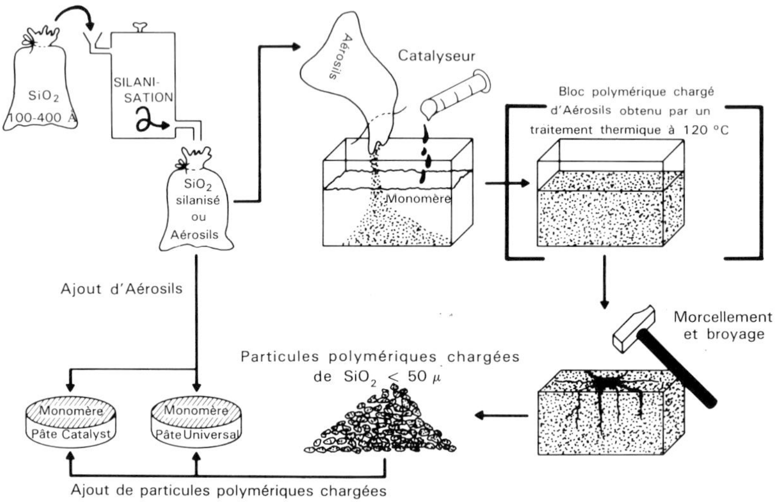


**Fig. 4-3.** Schéma de fabrication du monomère des composites à charge mixte organo-inorganique. *(Reproduit avec la courtoise autorisation de* P. LAMBRECHTS, *1983.)*

1. La résine, Bis-GMA ou di-uréthane, est diluée dans un solvant approprié, dans le but de permettre l'introduction plus aisée de microparticules d'Aérosils d'une dimension moyenne de 0,05 microns, préalablement silanisées.

2. Le solvant est ensuite évaporé et la résine ainsi chargée est polymérisée par apport de chaleur, ce qui améliore sensiblement sa microstructure.

3. Le produit durci est ensuite, soit broyé et réduit en copeaux irréguliers de 1 à 200 microns, soit réduit à l'état de grains sphériques de 20 à 30 microns.

4. Ces particules sont finalement ajoutées au monomère, soit à chacune des deux pâtes s'il s'agit d'un composite chimiopolymérisable (schématisé sur la figure), soit à la pâte unique s'il s'agit d'un composite photopolymé-

risable. Elles constituent la charge qui n'est dès lors plus homogène, mais composée de deux substances, l'une organique, la résine, et l'autre, inorganique, la silice pyrogène. C'est donc à tort qu'on a parfois taxé ces particules d'organiques. Nous distinguerons donc, dans la catégorie des composites microfins, le groupe des microfins homogènes et celui des microfins hétérogènes.

### Les composites microfins homogènes

On trouve extrêmement peu de composites microfins homogènes, composés exclusivement d'Aérosils. Mis à part quelques composites expérimentaux non commercialisés, nous croyons ne pouvoir citer que Dentron-Nano-Lux-7.

### Les composites microfins hétérogènes

Les composites microfins hétérogènes sont munis, d'une part, de particules d'Aérosils pures, et d'autre part de particules prépolymérisées. Mais selon la forme de ces particules nous distinguons encore trois sous-groupes.

1. Les composites à **particules prépolymérisées en forme de copeaux**, qui est le sous-groupe le plus important en nombre, et parmi lesquels nous rangeons : Certain, Compolux, Durafil, Estic-Microfil, Héliosit, Héliomolar, Isomolar, Isopast, Silar et Silux.

2. Les composites à **particules prépolymérisées sphériques**, dont, mis à part quelques produits expérimentaux, nous ne connaissons aucun exemple commercialisé. Ajoutons toutefois que dans certains composites plus complexes on rencontre les deux types de particules prépolymérisées.

3. Un troisième sous-groupe doit être signalé ici, malgré le fait qu'il pourrait éventuellement constituer un sous-groupe des composites microfins homogènes, car nous n'y trouvons pas de particules prépolymérisées mais la charge est constituée uniquement de **particules d'Aérosils agglomérées**, de dimension relativement importante, pouvant atteindre 25 microns. Citons comme exemples : Answer, Nimetic-Dispers et Adaptic LCM.

Voici quelques caractéristiques des composites microfins. En tant que résine de base on trouve aussi bien le Bis-GMA que le di-uréthane. Ils sont, soit chimiopolymérisables, soit photopolymérisables. La résistance à la compression représente en moyenne 335 MPa, plus importante donc que celle des composites conventionnels. La résistance à l'usure est étonnamment élevée, mais leur module d'élasticité est nettement plus bas que celui des deux autres catégories. Ils ne sont généralement pas radio-opaques.

### Les composites hybrides

Les composites hybrides forment actuellement la catégorie la plus importante en nombre, en tout cas en ce qui concerne ceux destinés à l'obturation des dents postérieures. Nous y distinguons deux groupes : les hybrides que l'on pourrait qualifier de simples, par rapport au groupe des composites hybrides complexes.

### Les composites hybrides simples

Les composites hybrides simples se caractérisent par leur charge constituée, d'une part, de particules traditionnelles de relativement faible dimension et, d'autre part, d'une certaine quantité d'Aérosils. Selon la quantité de charge, nous distinguons encore trois sous-groupes :

1. **Les composites à charge volumétrique inférieure à 65 %** et à macroparticules de moyenne dimension. Citons comme exemples : Amalux, Aurafil, Clearfil-Posterior, Estilux-Posterior, Ful-Fil, Lumifor, Nimetic et Miradapt.

2. **Les composites à charge volumétrique inférieure à 65 %** mais à particules nettement plus réduites, inférieures à 2 microns, plus spécialement destinés à l'obturation de classes IV. Citons comme exemples : Herculite, Valux et Opalux.

3. **Les composites fortement chargés** dont l'agencement des particules de forme et de dimension variées permet d'obtenir un pourcentage de charge volumétrique de 75 %. Citons comme exemples : Occlusin, P-10 et P-30.

*N. B. :* Ajoutons que les composites conventionnels modifiés que nous avons rangés dans la première catégorie pourraient trouver leur place dans le sous-groupe des composites hybrides simples moyennement chargés avec comme seule différence qu'ils ont des particules de dimension un peu plus importante, atteignant 8 microns.

### Les composites hybrides complexes

Les composites hybrides complexes se caractérisent par la diversité de leurs charges dans laquelle nous trouvons aussi bien des particules conventionnelles de petite dimension, des Aérosils et, soit, des particules prépolymérisées en copeaux (ex. : Finesse), soit des particules prépolymérisées sphériques (ex. : Pekalux), soit des Aérosils agglomérés (ex. : Visio-Dispers).

Voici quelques caractéristiques générales des composites hybrides. Ils sont généralement radio-opaques de par la nature de leur charge inorganique constituée de verre de métaux lourds (barium). Leur résine de base est indifféremment du Bis-GMA et du di-uréthane, la majorité cependant étant du Bis-GMA. La plupart sont photopolymérisables. Leur résistance à la compression se situe dans les environs de 350 MPa, avec des valeurs dépassant les 400 MPa pour certains composites. En ce qui concerne l'usure, qui était le point faible des composites de première génération, nous trouvons en ces composites hybrides des matériaux nettement plus performants. Des études *in vitro* et *in vivo* sont là pour le prouver. Résumé en quelques chiffres, nous trouvons, pour les composites conventionnels, après 36 mois, une usure pouvant dépasser les 450 microns, alors que les hybrides et certains micronisés ne présentent qu'une usure de 60 à 100 microns, après un même laps de temps (LAMBRECHTS et coll., 1985, et MITCHEM et coll., 1985). ROULET et coll., 1985, ont constaté après 6 mois une usure deux fois moins importante que celle de l'amalgame. Ajoutons une étude intéressante de LEINFELDER, 1986, qui semble pouvoir prédire, après 6 mois déjà, l'évolution probable du degré d'usure des composites postérieurs pendant les trois années à venir.

Une dernière classification, particulièrement rationnelle au point de vue clinique, est celle qui range les composites d'après le mode de polymérisation : les chimiopolymérisables et les photopolymérisables. En rangeant ensuite dans chacune de ces deux catégories, séparément, les composites pour dents antérieures et ceux plus particulièrement prévus pour l'obturation des dents postérieures, nous obtenons quatre groupes de composites classés de façon pratique. En effet, si un praticien peut éventuellement se désintéresser du type de monomère inclus dans son composite ou de la quantité de charge et de la forme des particules, il est, par contre, obligé de savoir comment il doit le polymériser et lequel convient le mieux au genre d'obturation qu'il est appelé à faire.

C'est dans ce but que nous avons dressé le tableau VII groupant, dans chacun des quatre groupes, les composites les plus utilisés et connus dans nos pays. Le tableau XIII, situé en fin de volume, donne une liste plus exhaustive des composites actuellement encore sur le marché. Cette liste dressée par ordre alphabétique donne pour chacun des composites quelques-unes de leurs caractéristiques ainsi que le nom de la firme productrice.

Nous n'oserions pas nous aventurer à dire quel est le meilleur composite dans chaque groupe. A notre avis il n'y a que l'expérimentation clinique d'une durée minimale de 5 ans qui pourrait confirmer leur valeur. Certains composites ont déjà été considérés par une Commission spéciale de l'A.D.A. comme « provisionally acceptable » pour l'obturation des dents postérieures. Ce sont Estilux-Posterior et P-10. En outre, Ful-Fil de Caulk et Occlusin de I.C.I. sont au moment où nous rédigeons ces pages les seuls qui ont obtenu le label « acceptable for use in posterior teeth for restorations where occlusal stresses are minimal ».

TABLEAU VII. — **Classification clinique des composites.**

| **Firmes** | **Composites chimiopolymérisables** | | **Composites photopolymérisables** | |
|---|---|---|---|---|
| | *pour antérieures* | *pour postérieures* | *pour antérieures* | *pour postérieures* |
| Bayer | | | Pekalux (+ classe IV) | Lumifor |
| Caulk De Trey | Finesse | Vytol | Prismafil<br>Prisma-Ultrafine | Ful-Fil |
| Coltène | Brilliant | | Brilliant-Lux | |
| Dentron AG | | | Dentron-Nano-Lux-7 | Dentron-Nano-Lux-Posterior |
| Espe | Nimetic-Dispers | | Visio-Dispers | Visio-Fil |
| I.C.I. | | | Opalux (+ classe IV) | Occlusin |
| Johnson & Johnson | Adaptic<br>Miradapt | Adaptic-Radiopaque | Aurafil<br>Adaptic LCM | Distalite<br>Adaptic II |
| Kerr | | | Command-Ultrafine | Herculite (+ classe IV) |
| Keur & Sneltjes | Cavex-Clearfil | Cavex-Clearfil-Posterior | | |
| Kulzer | | | Durafill C.VS<br>Estilux-Hybrid VS<br>(+classe IV) | Estilux-Posterior-C.VS |
| 3M Co. | Concise<br>Silar | Concise-Radiopaque | Silux<br>Valux (+ classe IV) | P-30<br>P-50 |
| Phasealloy | Phaseafil | | Lite | |
| P. Roland | Sinterfill | Amafill | Sinterlux 2 | Amalux 2 |
| S.S. White | Profile | | Profile-LC | |
| Vivadent | Isopast | | Heliosit/Helio-Progress | Heliomolar-Radiopaque |

Une nouvelle publication américaine *Reality*, éditée par « Esthetic Dentistry Research Group » sous la direction de M. MILLER et C. MABRITO, a proposé un classement de valeur pour les composites destinés à l'obturation des dents antérieures. Ils recommandent dans l'ordre : Herculite, un composite photopolymérisable, radio-opaque à base de di-uréthane, moyennement chargé (65 % vol.) à particules inférieures à 2 microns, selon nous plus spécialement destiné à l'obturation des classes IV, ensuite Status de la firme Healthco International, ni connu ni commercialisé en Europe, ensuite Valux du même sous-groupe que Herculite avec les mêmes caractéristiques et qui peut également convenir pour l'obturation des classes IV. Ils clôturent leur liste préférentielle par Estilux et Prisma-Fil qui sont deux composites microfins qui ont une bonne réputation chez nous.

# LA POLYMÉRISATION

Le matériau d'obturation composite, tel qu'il est mis en vente, se présente sous forme de résine partiellement polymérisée et mélangée à une charge, fréquemment de quartz, le tout formant une pâte conditionnée soit en godets, soit en seringues. Le durcissement de cette pâte une fois placée dans la cavité s'opère par polymérisation, qui est une réaction chimique particulière, dans le détail de laquelle il ne nous est pas possible de rentrer dans le cadre du présent ouvrage.

Ce qu'il convient cependant de préciser ici c'est que la polymérisation peut être, soit enclenchée par un système catalytique chimique (la chimiopolymérisation), soit initiée par une source énergétique sous forme de rayons (la photopolymérisation).

## La polymérisation chimique

Le composite destiné à la polymérisation chimique est généralement conditionné en deux godets et c'est le mélange par malaxage des deux pâtes qui conditionne son durcissement. Celui-ci s'opère par l'entremise d'un catalyseur à deux composants. Le premier, l'initiateur, se trouve, incorporé à la pâte, dans l'un des godets, et le second, l'activateur, se trouve dans l'autre godet. Aussitôt après le mélange des deux pâtes, le durcissement du composite, par polymérisation, se produit en quelques minutes.

L'inconvénient de ce système de polymérisation réside dans le fait que le dentiste est obligé de surveiller très étroitement son temps de travail qui n'est que d'une minute. Un autre inconvénient réside dans l'obligation de malaxer les deux pâtes, ce qui ne va pas sans risques de contamination et surtout d'incorporation de bulles d'air qui apparaîtront sous forme de porosités dans le composite durci.

Pour ces différentes raisons, mais surtout pour les multiples avantages de la polymérisation au moyen de rayons électromagnétiques, l'utilisation des composites chimiopolymérisables a considérablement diminué.

Toutefois, si on ne possède pas d'appareil pour la photopolymérisation et qu'on ne désire momentanément pas investir, il existe encore quelques composites chimiopolymérisables qui, correctement manipulés, ont un comportement parfaitement valable. Ajoutons, cependant, que les firmes productrices, concentrant leurs efforts sur l'amélioration constante des composites photopolymérisables, ne se soucient plus guère de perfectionner ceux qu'ils considèrent comme obsolètes. Aussi, conseillons-nous vivement aux praticiens de se convertir aux composites photopolymérisables.

## La polymérisation par rayons électromagnétiques

L'introduction de la polymérisation par rayons électromagnétiques a entraîné une modification dans le système catalytique. Ce sont ici les photons, en provenance des rayons, qui se chargent d'activer l'initiateur, présent dans la pâte, et qui enclenchent la polymérisation. Il n'est donc plus nécessaire de conditionner le composite en deux pâtes, une seule, contenant l'initiateur, suffit.

Les avantages de la photopolymérisation sont multiples :

1° Le fait de la présentation en une seule pâte supprime le malaxage, indispensable pour le système pâte-pâte de la chimiopolymérisation. Ceci ne simplifie pas seulement le travail, mais évite aussi l'incorporation d'air et la création de porosités au sein du matériau durci.

2° Le fait que le durcissement ne débute qu'au moment où le praticien irradiera le composite permet de disposer de tout le temps souhaité pour placer correctement le matériau. Il faut toutefois veiller, pendant ce temps, de ne pas l'exposer directement à des sources lumineuses ambiantes trop intenses qui pourraient provoquer un début de durcissement, avant l'achèvement de la mise en place du composite. Nous y reviendrons ultérieurement. Cette technique est particulièrement intéressante pour les grandes restaurations et permet également de placer plusieurs petites obturations, bien entendu non contiguës, et de les polymériser en un seul temps.

3° Comme il est possible, et parfois nécessaire, de procéder à la polymérisation couche par couche, on parvient à obtenir certains effets esthétiques en faisant, par endroits, usage de teintes différentes.

4° Étant donné qu'il n'y a pas de mélange à faire, il n'est pas nécessaire de déposer la pâte sur un bloc de papier; et on peut prélever directement dans le godet ou l'exprimer hors de la seringue, portion par portion, selon les besoins; de ce fait, il y a moins de gaspillage.

5° La détérioration de teinte est moins fréquente que chez les composites chimiopolymérisables dont, en ce qui concerne ceux-ci, les produits résiduels de la réaction de catalyse sont souvent cités comme facteurs dommageables.

Deux types de rayons sont utilisés : les rayons ultraviolets et certains rayons lumineux de la partie visible du spectre.

Les rayons ultraviolets, qui furent les premiers à être exploités, présentèrent rapidement certains inconvénients. Il y a, d'abord, les risques de nocivité par suite des dangers non négligeables que comporte l'irradiation des yeux et même de l'épiderme, encore aggravés par des imperfections de construction découvertes chez certains appareils. Il y a, ensuite, les contre-indications d'emploi dans les cas où le composite à polymériser est partiellement recouvert d'un mur cavitaire, à travers lequel les rayons ultraviolets n'agissent pas. Il y a, encore, les restrictions d'emploi pour obturations profondes par manque d'action au-delà de la limite assez restreinte de 1,5 mm. Il y a, en outre, le désavantage de la perte de temps, imposée par la nécessité de préchauffage de l'appareil pendant 5 à 6 minutes, espace de temps nécessaire à rendre l'appareil opérationnel. Il y a, enfin, la perte relativement rapide de l'efficacité de l'ampoule génératrice de rayons UV. Pour ces diverses raisons, mais surtout à cause des avantages indéniables que présente la lampe halogène, la polymérisation par rayons ultraviolets n'est plus guère, ni recommandée, ni appréciée.

Par contre, certains rayons lumineux, se situant dans un créneau de 450 à 500 nm et émis par une simple lampe halogène, se sont avérés nettement plus performants. Les multiples inconvénients de la lampe UV, énumérés plus haut, étant éliminés, l'usage des rayons visibles offre les avantages suivants : action plus rapide, pouvoir pénétrant plus grand et possibilité de polymériser à travers les tissus dentaires et les matrices transparentes.

L'appareil émetteur de rayons visibles est muni d'une lampe halogène de 75 à 150 watts, du type en usage dans les appareils de projection, ainsi que dans le spot du poste de travail. La tension est stabilisée électroniquement à 15 volts. L'appareil est muni d'un triple filtre destiné à ne livrer passage qu'aux rayons d'une longueur d'onde supérieure à 400 nm, les intensités les plus performantes étant obtenues, selon les appareils, dans un créneau se situant entre 450 à 500 nm. Cette gamme de rayons produit une lumière bleutée. BLANKENAU et coll., 1983, sont d'avis que le meilleur rendement est obtenu dans le créneau plus restreint de 468 à 480 nm.

Certains appareils sont munis d'un cordon ou tube flexible destiné à la transmission des rayons vers l'embout terminal, chez d'autres le tube fait partie intégrante de l'appareil qui prend de la sorte la forme de pistolet. L'embout terminal a un diamètre variant de 5 à 14 mm (fig. 4-4).

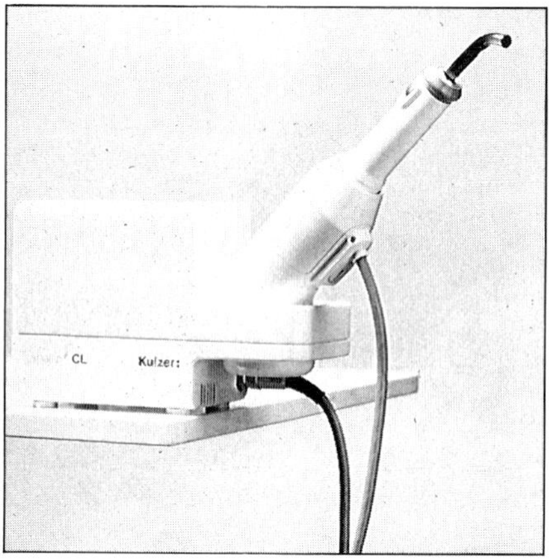


**Fig. 4-4.** Appareil émetteur de rayons du spectre visible. *(Document aimablement mis à notre disposition par la firme Kulzer, R.F.A.)*

Les matériaux de base du nouveau type de composite, qui polymérise grâce aux rayons émis par cet appareil, restent identiques aux précédents. C'est le système catalytique qui a été adapté à cet usage particulier. Il s'agit en l'occurrence d'une dikétone, notamment la camphoro-quinone, appelée à réagir en présence d'une amine telle le N-diméthyle-amino-éthyle-méthacrylate (DAM).

En fait, contrairement aux rayons UV dont les photons sont en mesure de décomposer directement l'éther benzoïque en radicaux libres, les rayons du spectre visible, dans la gamme précitée, agissent en deux étapes. La camphoro-quinone doit d'abord être irradiée pour pouvoir passer à l'état réactionnel. Ce n'est qu'à ce moment là que, sous l'effet de l'amine, en l'occurrence le DAM, la molécule passe à un stade excité et qu'elle éclate en radicaux libres qui iront initier la réaction de polymérisation du composite.

Le tableau VIII reprend la liste des appareils à lampe halogène avec, pour certains, le diamètre de l'embout et l'intensité de lumière et, en regard, les composites polymérisables par rayons visibles *ad hoc*. Signalons que, en plus des appareils mentionnés, disponibles en Europe, il en existe d'autres sur le marché américain.

TABLEAU VIII. — **Appareils à lampe halogène au marché européen.**

| **Appareils** | **Diamètre** *en mm* **1** | **Intensité** *w/cm²* **3** | **Intensité** *w/m²* **4** | **Intensité** *Lux.* **5** | **Longueur d'onde** **2** | **Longueur d'onde** **3** | **Longueur d'onde** **5** | **Fabricant** | **Composites ad hoc** |
|---|---|---|---|---|---|---|---|---|---|
| Command-Light | 7,2/13 | 7,0 | 700 | 700 | | 503 | 478 | Kerr/Sybron | Command II |
| Elipar | 8,3 | 16,0 | 580 | 600 | | 464 | 459 | Espe | Visio-Fil |
| Foto-Fil-Light | 7,0 | | | | | | | Johnson & Johnson | Adaptic II<br>Distalit |
| Heliomat | 5,0/7,0 | 14,0 | 1 400 | 760 | 490 | 500 | 494 | Vivadent | Heliomolar |
| Heliolux | 8,0/13 | | | | | | | Vivadent | Heliosit |
| LCU | 8,0 | 19,1 | 940 | 1 100 | 480 | | | Bayer | Lumifor |
| Luxor | 7,0 | | 1 100 | | | | | I.C.I. Co. | Occlusin |
| 3M-Light-Visilux | 7,0 | | 550 | 1 100 | | | | 3M Co. | Silux<br>P-10 |
| Optilux | 8,0 | | | | | | | Coltene | Brilliant |
| Pluraflex | | | | | 483 | | | Litema | Plurafil |
| PR-Lux 200 | 6,0 | | | 1 200 | | | 490 | P. Roland | Scintilux |
| Prisma-Light | 8/14 | 7,4 | 1 100 | | 442 | 480 | | Caulk Co. | Prisma-Lite |
| Translux | 5,8 | 20,5 | 940 | 1 100 | 460 | 486 | 472 | Kulzer | Durafil<br>Estilux |
| Visar-II | 6,5/10 | 6,6 | 660 | | | 478 | | Den-Mat | Visar II |

*N. B. :* Les deux valeurs indiquées dans la colonne Diamètre signifient qu'un second diamètre est en option.

Les chiffres se trouvant en haut des colonnes ont trait aux auteurs : 1 = Fabricant ; 2 = De Langhe ; 3 = Blankenau ; 4 = Watts ; 5 = De Backer.

En principe, tout appareil est qualifié pour la polymérisation de n'importe quel composite photopolymérisable et il est même intéressant de noter que ce ne sont pas toujours les appareils mis à la disposition par les fabricants pour leur propre composite qui produisent les polymérisations les plus performantes. C'est ainsi que NEWMAN et coll., 1983, ont montré que ce sont, pour tous les composites confondus, en ordre décroissant, les appareils Prisma-Lite, Elipar et Heliomat qui produisent les meilleures performances. BLANKENAU et coll., 1983, après avoir testé quelques lampes, les ont classées dans l'ordre suivant : Command-Light, Heliomat, Prisma-Lite, Elipar et Translux.

Les performances d'un appareil sont, en grande partie, fonction de l'intensité de lumière émise par lui, intensité qui diffère d'un appareil à l'autre (voir tableau VIII) et qui produit un profil de polymérisation différent. Nous comprenons par profil de polymérisation le degré de dureté obtenu par le composite après un certain temps à une profondeur donnée.

WATTS et coll., 1984, pour leur part, se sont intéressés aux performances de cinq des appareils mentionnés au tableau VIII et en ont fait le profil de polymérisation. Le tableau IX et le diagramme de la figure 4-5 donnent, pour ces appareils, le profil de polymérisation pour les composites mis en vente par la même firme productrice.

TABLEAU IX. — **Profil de polymérisation de quelques lampes halogènes**

| Appareils | $\phi$ | W/m² | Composites | % Ch. pd | Du. K |
|---|---|---|---|---|---|
| ELIPAR | 8 | 580 | Visio-Dispers | 74 | 9 |
| LUXOR | 7 | 1 100 | Occlusin | 86 | 85 |
| 3M-LIGHT | 7 | 550 | Silux | 59 | 10 |
| PRISMALITE | 5 | 1 100 | Prismafil | 75 | 40 |
| TRANSLUX | 6 | 940 | Durafil | 51 | 15 |

*N. B.* : 1. L'intensité lumineuse est donnée en watts/m².
2. La quantité de charge est donnée en pourcentage pondéral.
3. La dureté est prise à 2 mm de profondeur et est calculée en unités Knoop.

En examinant le tableau et le diagramme, nous constatons que la dureté du composite à 2 mm de profondeur augmente proportionnellement avec l'intensité lumineuse de l'appareil. Les lampes A (Elipar) et B (3M-Light) font montre d'un profil relativement peu performant. C (Translux) est un peu meilleur, mais D (Prismalite) et E (Luxor), qui émettent une intensité de lumière nettement plus grande, produisent des duretés également plus élevées. Nous constatons, cependant, pour une intensité lumineuse égale,

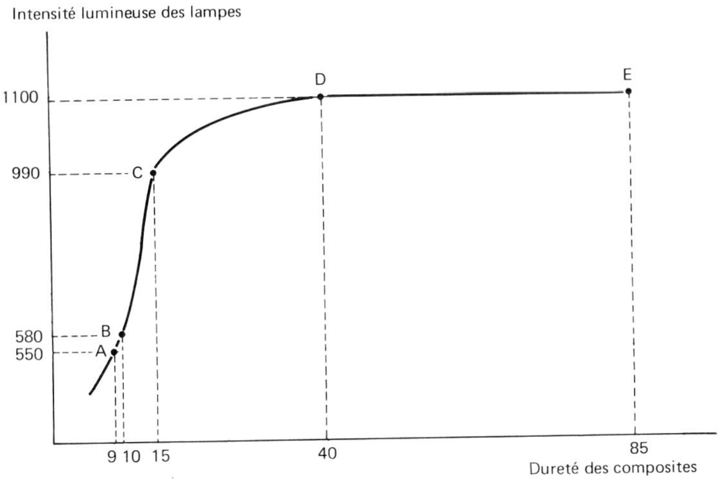


**Fig. 15.** Diagramme intensité lumineuse de quelques appareils versus dureté du composite. *A)* Elipar ; *B)* 3M Light.

une nette prédominance pour la lampe Luxor. La quantité de charge du composite n'étant pas considérée comme facteur positif, il ne nous semble pas impossible qu'il faille attribuer cette supériorité, par rapport au Prismalite, à la nature différente du polymère d'Occlusin. Celui-ci, en effet, outre d'autres secrets de fabrication, est constitué de di-uréthane et ce n'est pas la première fois que nous lui trouvons un avantage.

Nous pouvons évidemment augmenter la dureté du composite, aussi bien en surface qu'en profondeur, en allongeant le temps d'exposition aux rayons. Les fabricants d'appareils préconisent généralement un temps d'exposition de 20 secondes. Il ne faut cependant jamais hésiter à prolonger cette durée surtout dans des cas marginaux, par exemple si l'on est amené à devoir polymériser à travers un mur d'émail ou de dentine ou à travers une matrice, de toute manière transparente. Il faut se méfier en particulier des masses de composite plus épaisses. Si on peut impunément, c'est-à-dire sans nuire à la qualité du composite, allonger le temps d'irradiation, il y a de toute façon, et malheureusement, une limite d'action en profondeur. Malgré certaines assertions de performance de pénétration, parfois émises imprudemment par les modes d'emploi, il ne faut pas tenter de polymériser une épaisseur de composite dépassant 2 mm. Si nous sommes mis en présence d'une masse plus importante, il faut avoir recours à un traitement par couches successives, comme nous le décrirons plus en détail dans le chapitre suivant.

En citant l'élimination du danger d'irradiation comme avantage de l'usage de la lampe halogène, il ne faut cependant pas perdre de vue que, même avec cette lampe, il faut éviter de diriger les rayons autre part que vers le composite à polymériser, car le faisceau lumineux est fort éblouissant et non démuni de tout danger. D'autant plus que, malgré l'élimination de principe des rayons ultraviolets par filtre *ad hoc*, De Lange, 1982, en a repéré des traces au moins dans un appareil, et dans un autre il a constaté l'émission de rayons infrarouges. Il n'est dès lors pas inutile de se protéger les yeux en portant des lunettes munies de verres spéciaux destinés à filtrer les rayons dangereux, inférieurs à 500 nm, et à diminuer l'intensité des autres.

Une dernière précaution s'impose : il faut éviter d'exposer trop longtemps le composite photopolymérisable à la lumière ambiante et surtout à celle du scialitique. En effet, les composites photopolymérisables peuvent être significativement affectés par l'éclairage du cabinet dentaire. Le scialitique provoque un certain degré de polymérisation si le composite est exposé ou manipulé sous ce faisceau important. Même l'éclairage ambiant, s'il est important, peut être suffisant pour entraîner un début de polymérisation. Cette polymérisation prématurée des composites peut altérer la manipulation et influencer défavorablement diverses propriétés du matériau. Une étude réalisée par Jacobsen, 1986, portant sur divers composites et lampes, montre qu'une exposition de 10 minutes à la lumière ambiante normale et même à celle d'un scialitique de 5 000 lux (Ritter) n'influence pas la prise normale du composite. Par contre, les scialitiques plus puissants de 10 à 20 000 lux, typiques de nombreuses installations actuelles (Ash et Daray), sont dangereux à cet égard. Il a constaté également que l'Occlusin se révèle particulièrement sensible à ces éclairages intensifs. Il y a donc lieu, soit de réduire fortement l'éclairage lors de la manipulation du composite, soit de placer, sur le scialitique, un filtre jaune absorbant l'énergie lumineuse de 470 nm.

Il n'est pas sans intérêt de noter quelques caractéristiques propres à certaines lampes halogènes, caractéristiques citées par Huysmans, 1985, et qui peuvent guider le choix du praticien. C'est ainsi que le diamètre de l'embout est intéressant à prendre en considération, car on a intérêt à disposer de l'embout le plus large possible afin de pouvoir polymériser, en une fois, une surface plus étendue de composite. Comme on peut le constater sur le tableau VIII, le diamètre de l'embout varie de 5 à 15 mm. Il est évidemment préférable, comme certaines firmes l'offrent, de pouvoir disposer, à qualité égale de lampe, de deux embouts différents interchangeables, afin d'être en mesure, pour chaque cas, de faire choix de celui le mieux adapté à la dimension de l'obturation.

Une autre caractéristique intéressante est la présentation de la transmission des rayons. Certains appareils sont pourvus d'un cordon flexible en fibres de verre, d'autres d'un tube flexible contenant un liquide ou un gel et d'autres, enfin, ne possèdent pas de système de transmission flexible, mais un tube rigide, fixé directement sur l'appareil. Celui-ci prend ainsi la forme d'un pistolet; type de lampe qui semble remporter la faveur des praticiens.

Un autre facteur qui peut influencer le choix de certains dentistes, particulièrement sensibles aux décibels, est le bruit provoqué par le ventilateur de refroidissement, dont tous les appareils sont munis. Remarquons que le bourdonnement du type pistolet est peut-être plus perceptible, car la lampe s'approche davantage des oreilles du praticien. L'une des lampes les plus silencieuses semble être le Prismalite.

Une caractéristique à ne pas dédaigner non plus est le dispositif d'interrupteur qui a intérêt à se trouver à l'endroit de préhension, c'est-à-dire à portée de doigt, de sorte qu'une simple pression de l'index puisse allumer la lampe et que le fait de lever le doigt en interrompt le fonctionnement. Cela évitera que, lors de son déplacement, la lampe, éventuellement encore allumée, n'éblouisse le patient ou le praticien. Certains appareils sont idéalement munis d'une minuterie qui supprime tout maniement d'interrupteur.

## Les problèmes d'instabilité dimensionnelle

Nous ne pouvons omettre de signaler ici un phénomène inhérent à tout système polymérique et c'est leur instabilité dimensionnelle. Il y a tout d'abord la rétraction de prise suivie d'une hydrodilatation, non nécessairement compensatoire, et il y a, enfin, l'expansion thermique. Nous ne pouvons pas, dans le cadre de cet ouvrage, entrer dans le détail du pourquoi et comment de cette modification volumétrique, mais il faut tout au moins en connaître l'existence, l'importance et les conséquences.

Attardons-nous d'abord, un instant, au déroulement schématique des différentes phases de l'évolution dimensionnelle d'un composite, non adhérent aux parois de la cavité.

1. Après durcissement, la masse s'est rétrécie et une faille s'installe entre le matériau et les parois de la cavité.
2. Après une période d'une huitaine de jours, une légère dilatation s'opère par suite de l'absorption d'une certaine quantité d'eau; cette hydrodilatation ne compense cependant pas la rétraction de prise et une faille persiste.
3. Lorsqu'à partir de la température buccale de 37 °C, celle-ci descend, par suite de la prise d'une boisson froide, la masse du composite se contracte en moyenne 3,7 fois plus que la dent et la faille s'élargit.
4. Si la température est ensuite portée, par exemple, à 60 °C, la faille se refermera d'abord, mais le composite, une fois de plus, se dilatant plus que la structure dentaire, le matériau sera soumis à une contrainte de pression et la faille disparaîtra complètement.
5. Si cette température élevée est maintenue pendant un certain temps ou, ce qui est plus fréquemment le cas, si elle est maintes fois répétée, une déformation permanente du matériau, nommée fluage ou « creep »,

s'installera et, lors du retour à la température buccale, une faille plus importante se sera formée.

Ajoutons, toutefois, au crédit du comportement clinique du composite, que, suite aux possibilités d'adhésion aux parois de la cavité, dont nous avons parlé au chapitre précédent, l'acuité du problème est sensiblement diminuée, mais le problème de l'étanchéité n'en est pas résolu pour autant.

Rappelons que c'est le pourcentage de résine matricielle présente dans le composite qui est, en grande partie, responsable de l'instabilité dimensionnelle, dans la mesure où c'est elle qui, d'une part, se rétracte en durcissant et, d'autre part, se dilate lorsque la température monte et se rétracte en refroidissant.

Voici quelques valeurs chiffrées concernant ces facteurs d'influence. En ce qui concerne la rétraction de prise, on enregistre une différence marquée entre le pourcentage enregistré par les composites maxi-chargés qui peut descendre jusqu'à 0,37 et celui des composites mini-chargés qui peut atteindre 1,60. Pour le coefficient d'expansion thermique (CET) l'influence de la charge est tout aussi significative. Les composites peu chargés, < 50 % vol., font montre d'une moyenne de CET relativement élevée de 58,4, c'est-à-dire 5 fois celui de la dent. Les composites moyennement chargés, entre 50 et 54 % vol., ont une moyenne de CET de 36,3, c'est-à-dire 3,21 fois celui de la dent. Les maxi-chargés, > 54 % vol., ont une moyenne de 31,8, c'est-à-dire 2,75 fois celui de la dent.

Il est donc normal que les composites pour dents postérieures, plus fortement chargés et dont le pourcentage de matrice polymérique est par conséquent moindre, aient un comportement plus favorable à cet égard.

D'autre part, il est indispensable de savoir que la rétraction de prise ne s'opère pas de la même façon pour les composites chimio- et photopolymérisables. En effet, les premiers se contractent en direction centripète, alors que les seconds nommés se contractent en direction de la source lumineuse. Ceci a pour résultat (fig. 4-6) que si la faille créée en superficie est plus importante pour les composites chimiopolymérisables, le vide créé par la rétraction de prise des composites photopolymérisables sera plus important en profondeur. Cette constatation nous obligera à adapter notre technique clinique, comme nous le verrons dans le chapitre suivant.

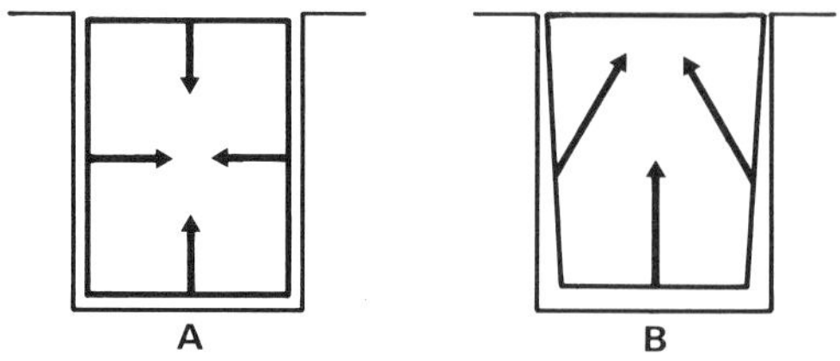


**Fig. 4-6.** La rétraction de prise du composite. *A)* chimiopolymérisable ; *B)* photo-polymérisable.

En ce qui concerne les conséquences de l'instabilité dimensionnelle du composite, il semble bien que la principale soit d'ordre biologique avec, cependant, une implication esthétique se traduisant par une détérioration de coloration marginale, dont l'importance est proportionnelle à la dimension de la faille. Au point de vue biocompatibilité de ce genre d'obturation, après de multiples controverses au sujet de la toxicité du composite, beaucoup d'auteurs ont rejoint Brännström, 1972, 1985, et considèrent que la percolation, entraînant la salive contaminée dans la faille rétractionnelle, est le facteur principal de nocivité pour l'organe pulpo-dentinaire. Cela aussi est important de savoir et cet état de choses devra nécessairement influencer notre technique clinique de mise en œuvre du composite.

## Bibliographie

BLANKENAU (R.), KELSEY (W.), CAVAL (W.), BANKENAV (P.), Wavelenght and intensity of seven systems for visible light-curing composite resins. *J. Amer. Dent. Ass.*, 106 : 471-483, 1983.

BRAEM (M.), An *in vitro* investigation into the physical durability of dental composites. *Thèse* K. U. Leuven, 1985.

BRÄNNSTRÖM (M.), NYBORG (H.), Pulpal reaction to composite resin restorations. *J. Prosth. Dent.*, 27 : 181-189, 1972.

BRÄNNSTRÖM (M.), Composite resin restorations : biological considerations with special reference to dentin and pulp. *In :* Proceedings of a Symposium in Posterior Composite Resin Dental Restorative Materials. Saint-Maarten, Vanherle G. et Smith D., 3M Co., édit., 1985.

CRAIG (R.), Overview of posterior composite resins for use in clinical practice. *In :* Proceedings Symposium Posterior Composite Resin Dental Restorative Materials. Saint-Maarten, Vanherle G. et Smith D., 3 M Co., édit., 1985.

DAVIDSON (C.), ARENDS (J.), Composieten en Fissuurlakken. Stafleu en Tholen, édit., 1980.

DE BACKER (J.), DERMAUT (L.), Sources de lumière et composites postérieurs photopolymérisables : une combinaison pratique. *Odontologia*, 8 : 31-37, 1987.

DE LANGE (C.), BAUSCH (J.), Tandheelkundige Composieten. I. Structur en mechanische eigenschappen. Thèse, Université d'Amsterdam, 1982.

EAKLE (W.), Increased fracture resistance of teeth : comparison of five bonded composite systems. *Quintess. Int.*, 17 : 17-20, 1986.

HENDRIKS (F.), Posterior composite restorations. Thèse de doctorat, Nijmegen, Velp. Grafish Bedrijf Outhuis, édit., 1985.

HUYSMANS (J.), La technique de polymérisation par lampe halogène. Symposium sur les composites-U.C.L., Louvain-en-Woluwé, 1985.

JACOBSEN (P.), Extending the working time of light-activate composite restorative materials. *Brit. Dent. J.,* 160 : 162-165, 1986.

LAMBRECHTS (P.), Basic properties of dental composites and their impact on clinical performance. Thèse d'agrégation, K.U.L., Leuven, 1983.

LAMBRECHTS (P.), VANHERLE (G.), VUYLSTEKE (M.), DAVIDSON (C.), Quantitative evaluation of the wear resistance of posterior dental restorations : a new three-dimensional measuring technique. *J. Dent.*, 12 : 252-267, 1984.

LAMBRECHTS (P.), VUYLSTEKE (M.), VANHERLE (G.), DAVIDSON (C.), Quantitative *in vivo* wear of posterior dental restorations. Four-years results. *J. Dent. Res.*, 64 (Special Issue, Abstr. n° 1759) : 370, 1985.

LUTZ (F.), PHILLIPS (R.), A classification and evaluation of composite resins. *J. Prosth. Dent.*, 50 : 480-488, 1983.

MASUTANI (S.), SETCOS (J.), SCHNELL (R.), PHILLIPS (R.), Temperature rise during polymerisation of visible light activated composite resins. *J. Dent. Res.*, 63 (Special Issue, Abstr. n° 1096), 1984.

MITCHEM (J.), GRONAS (D.), The continued *in vivo* evaluation of the wear of restorative resins. *J. Amer. Dent. Ass.*, 111 : 961-964, 1985.

NEWMAN (S.), MURRAY (A.), YATES (J.), Visible lights and visible light-activated composite resins. *J. Prosth. Dent.*, 50 : 31-35, 1983.

RAPTIS (C.), FAN (P.), POWERS (J.), Properties of microfilled and visible light-cured composite resins. *J. Amer. Dent. Ass.*, 99 : 631-633, 1979.

SMITH (D.), Posterior composite dental restorative materials : materials developements. Proceedings Symposium Posterior Composite Resine Dental Restoration Materials. Saint-Maarten, 3M co., édit., 1985.

WATTS (D.), AMER (O.), COMBE (E.), Characteristics of visible-light activated composite systems. *Brit. Dent. J.*, 156 : 209-215, 1984.

# 5. LA POSE DU COMPOSITE

## Introduction

Dans ce cinquième et important chapitre, nous allons analyser en détail chacun des gestes que le dentiste aura à effectuer pour mettre en place et polymériser son matériau d'obturation. Nous débuterons par la description de la méthode de polymérisation par rayons visibles, qui, à l'heure actuelle, est celle la plus appropriée. Nous ne nous préoccuperons plus des rayons ultraviolets qui ne sont plus guère utilisés. Nous ajouterons en fin de chapitre quelques remarques et conseils complémentaires au sujet de la chimio-polymérisation qui, quoique moins utilisée, a encore des adeptes.

Nous traiterons successivement de l'obturation des diverses classes de cavité, dans le même ordre que celui que nous avons utilisé pour la description des cavités : les classes III, V, IV, I et II.

Nous avons, aux chapitres précédents, décrit les différents traitements que nous devons appliquer aux cavités une fois qu'elles sont taillées, et avant de pouvoir les obturer. Nous avons, en particulier, développé les sujets suivants : la toilette de la dent, la protection dentinaire, l'application éventuelle d'adhésif dentinaire et le mordançage de l'émail. Il convient, cependant, d'attirer l'attention du praticien sur l'opportunité d'appliquer un traitement complémentaire lors de la restauration des classes III et IV. En effet, si nous sommes appelés à obturer une incisive ou une canine dévitalisée, qui aurait acquis une discoloration disgracieuse, le moment est tout à fait choisi pour effectuer un blanchiment, en appliquant l'une ou l'autre méthodes décrites ailleurs, par exemple en faisant usage de perhydrol. Étant donné que pour appliquer cette technique, il faut vider complètement la chambre pulpaire de tout matériau, qu'il soit ancien, récent ou provisoire, nous tirerons profit de la chambre pulpaire pour ancrer plus efficacement la restauration. Dans ce cas, il est indiqué de faire usage de deux composites différents, l'un hybride et opaque que l'on place, en premier lieu, dans l'espace caméral, l'autre, micronisé, plus esthétique pour recouvrir le noyau primaire. Nous y reviendrons.

# TECHNIQUE D'OBTURATION POUR COMPOSITES PHOTOPOLYMÉRISABLES

## La cavité de la classe III

### Essai de la matrice

Pour l'obturation d'une cavité de la classe III, il est, bien sûr, indispensable d'utiliser, en guise de matrice, une bandelette transparente en acétate de cellulose ou, pour employer la terminologie anglaise, en « mylar ». Ce genre de matrice, souvent qualifiée de « strip », existe en trois largeurs différentes, variant de 4 à 8 mm. Il faut sélectionner celle qui dépasse d'un millimètre de part et d'autre de la hauteur gingivo-occlusale de la cavité (fig. 5-1) en veillant toutefois à ne pas blesser ni coincer la papille gingivale interdentaire. On présélectionne également un coin interdentaire, dont il existe plusieurs sortes : en bois, en matière plastique et en argent. Ce coin a pour but principal de fixer et d'immobiliser la bandelette-matrice, mais il rend, en outre, un éminent service, trop peu exploité, en réalisant un léger écartement entre la dent à traiter et sa voisine. Pour obtenir cet effet il faut que le coin soit forcé à frottement très dur.

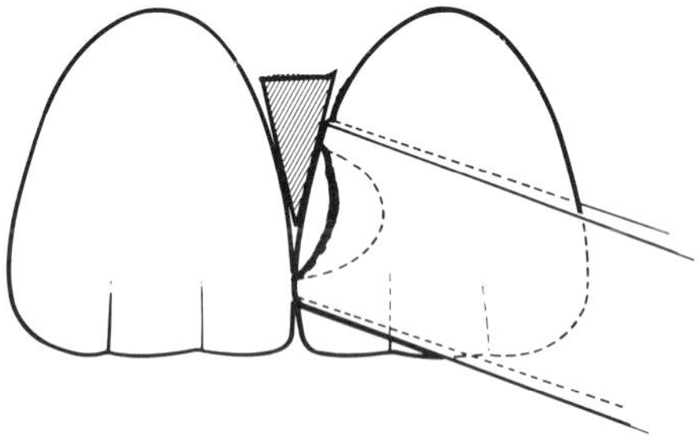

**Fig. 5-1.** Essai de la matrice dépassant d'1 mm les bords de la cavité et adaptation d'un coin interdentaire en bois.

Dans cette optique, les coins en argent ou en matière plastique sont moins intéressants et le bois nous semble tout à fait indiqué, car, outre son rôle de fixation de la matrice et d'écartement, ce matériau est à même de s'imprégner de la légère humidité gingivale presque inévitable lorsqu'on travaille sans digue. De ce fait, le bois se dilate en opérant un léger écartement supplémentaire des deux dents. On peut, bien sûr, tailler soi-même un petit coin de bois à la demande ou faire usage de Stim-U-Dent, mais il nous semble aussi que les coins interdentaires en bois d'érable, dur et légèrement compressible, de Hawé, avec faces latérales concaves et bout émoussé, présentés en 7 tailles différentes, sont particulièrement recommandables (fig. 5-2).

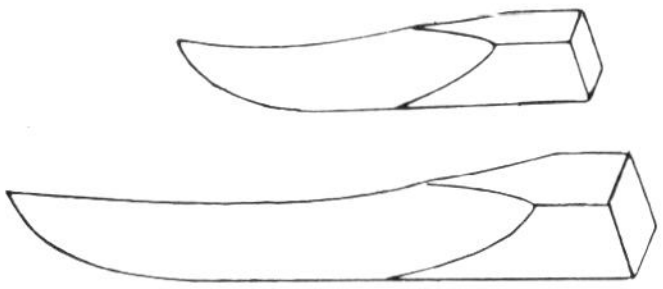

**Fig. 5-2.** Coin interdentaire de Hawé.

Au moment opportun, c'est-à-dire après avoir procédé au mordançage, rinçage et séchage de la dent, on insère la matrice présélectionnée dans l'espace interproximal et on l'y fixe à l'aide du coin interdentaire mis en attente, en s'assurant que la bandelette soit correctement immobilisée et que la gencive ne saigne pas (fig. 5-3).

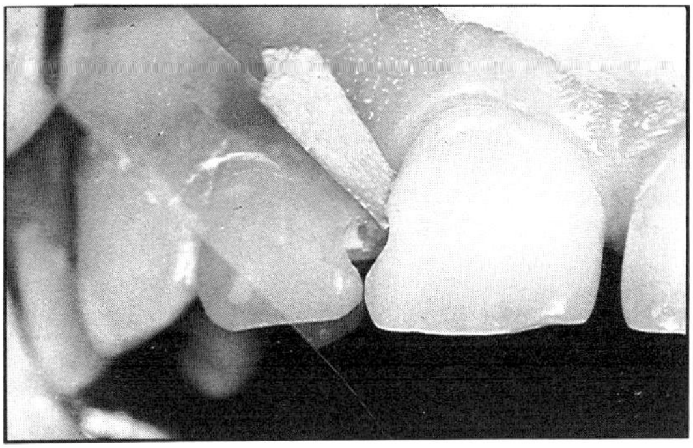

**Fig. 5-3.** Mise en place préalable de la bandelette matrice et du coin de bois pour l'obturation de la 12. *(Document* Y. DELGHUST.*)*

## Choix du composite

En ce qui concerne le choix du composite même, nous avons donné, au chapitre précédent, les éléments permettant de l'établir. Quant à la teinte, signalons qu'il est préférable de la sélectionner après avoir préparé la cavité, mais avant d'avoir isolé et séché la dent impliquée, car cette situation artificielle ne rend pas toujours compte de la réalité et oriente parfois le praticien vers un mauvais choix. Il ne faut pas perdre de vue non plus que la couleur du composite choisi, par rapport à celle de la dent, peut paraître parfaite au moment et dans les circonstances où le choix a été établi, mais décevante une fois la restauration achevée. La cause doit parfois en être cherchée soit dans une légère modification de teinte après polymérisation, soit dans l'usage d'un teintier inadéquat. Il est important, au moment de sélectionner une teinte, de le faire dans des conditions normales de luminosité, à la lumière du jour, par exemple, et non dans la situation artificielle d'un éclairage intensif du poste de travail.

## Application de la résine de liaison

Il convient de signaler ici deux opérations distinctes : l'application facultative sur la dentine d'un agent de liaison dentino-adhésif et l'enduction obligatoire de résine de liaison amélaire. Nous avons fait le procès de la résine dentino-adhésive dans un chapitre précédent et nous n'y reviendrons donc plus ici. Nous confions au praticien la décision d'en faire usage.

En ce qui concerne la résine de liaison amélaire, désignée fréquemment par le terme anglais « bond » ou « bonding agent », elle est, en réalité, le même produit que la résine de base du composite, mais le plus fréquemment sans particules de charge. Cette résine non chargée possède l'avantage de pénétrer plus aisément dans les mini-anfractuosités produites par l'acide de mordançage et l'application de cet agent de liaison améliore indubitablement l'adhésion du composite à la structure dentaire. Au début, son usage fut controversé et certains auteurs allèrent jusqu'à le déconseiller. C'est ainsi que JÖRGENSEN, 1975, a d'abord prétendu qu'il y avait suffisamment de phase assez fluide à la surface de la pâte composite pour lui permettre de pénétrer aisément dans les anfractuosités de l'émail mordancé. Ultérieurement (1983) il a modifié son point de vue et a même conseillé d'en enduire également les murs latéraux de la cavité. Selon lui, cette enduction des parois augmente leur mouillabilité et diminue très sensiblement le risque d'apparition de porosités à l'interface.

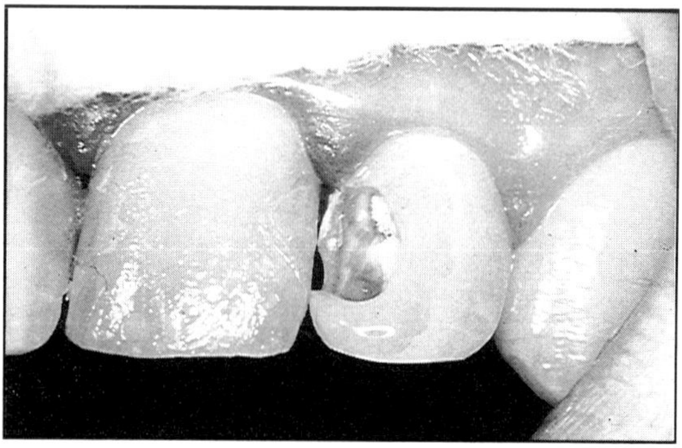

**Fig. 5-4.** Application de la résine de liaison. Remarquez l'erreur qui a consisté en un mordançage trop étendu ou en l'application insuffisamment étendue de résine de liaison.

Quelques gouttes de « bonding agent », toujours joint au conditionnement, sont déposées dans un minuscule récipient, également joint, et appliquées, au moyen d'un pinceau à mono-usage, sur toutes les zones d'émail mordancées (fig. 5-4). Il faut que cette résine soit régulièrement étalée, sans manques, mais sans excès. Il y a lieu d'agir avec délicatesse pour ne pas détruire le micro-treillis amélaire créé par le mordançage. Il faut ensuite procéder à sa polymérisation pendant quelque 5 à 10 secondes au moyen de la lampe halogène.

## Mise en place du composite

A l'heure actuelle, la plupart des composites sont conditionnés en seringues, ce qui facilite grandement le prélèvement et l'insertion. Les coffrets, présentés par les différentes firmes, comportent généralement cinq ou six seringues de teinte différente, contenant chacune ± 2,5 g de matériau (fig. 5-5).

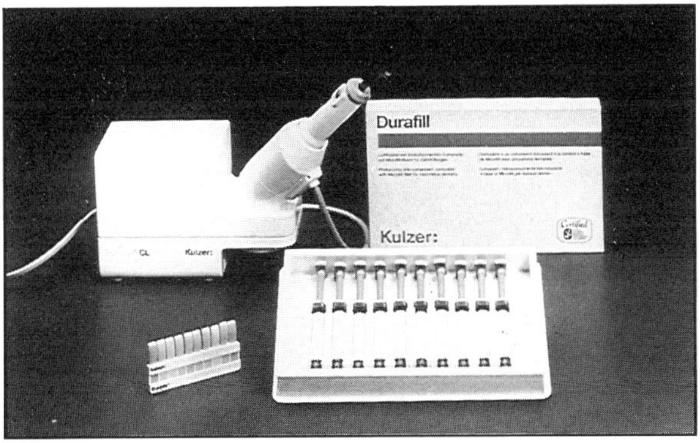


**Fig. 5-5.** Un conditionnement de composite photopolymérisable en seringues. *(Document aimablement mis à notre disposition par la firme Kulzer.)*

Certains fabricants (Kerr pour Herculite et Caulk pour Prisma-Fine) conditionnent leur matériau dans des petites ampoules baptisées « compules ». Ceux-ci contiennent de 250 à 350 mg de composite, quantité permettant d'obturer une cavité déjà relativement grande ou plusieurs petites cavités à réaliser en une même séance. L'extrémité fine du compule est fermée par une petite coiffe dont la couleur fait référence au teintier (fig. 5-6). Ces compules sont pourvus d'un piston et, une fois placés dans une seringue du type pistolet, le composite peut être injecté directement dans la cavité.

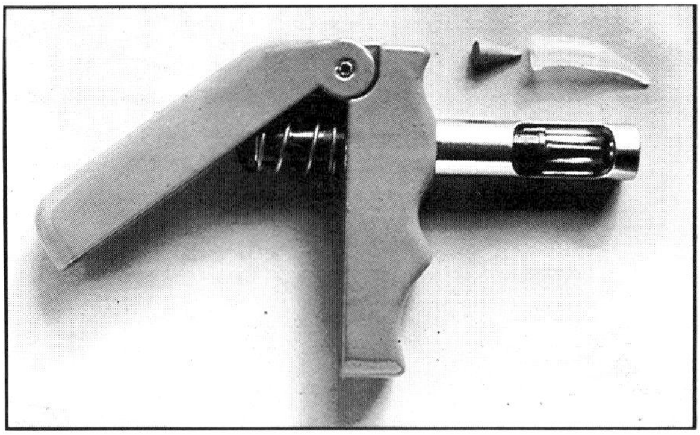

**Fig. 5-6.** Les « compules » de Prisma-Fil injectables à l'aide de la seringue pistolet. *(Document aimablement mis à notre disposition par la firme Caulk, U.S.A.)*

La firme 3M Co a mis récemment sur le marché un système d'injection qui permet d'y placer directement la grande seringue de 2,5 g et au bout duquel est inséré un embout en plastique à mono-usage permettant l'insertion aisée dans la cavité.

S'il s'agit d'une petite cavité, on peut aisément l'obturer en une seule fois, soit en prélevant et en foulant deux ou trois petites portions au moyen d'une spatule, de préférence double et non métallique, soit en injectant directement dans la cavité la quantité requise de composite et en le condensant au moyen du bout sphéroïdal de la spatule (fig. 5-7).

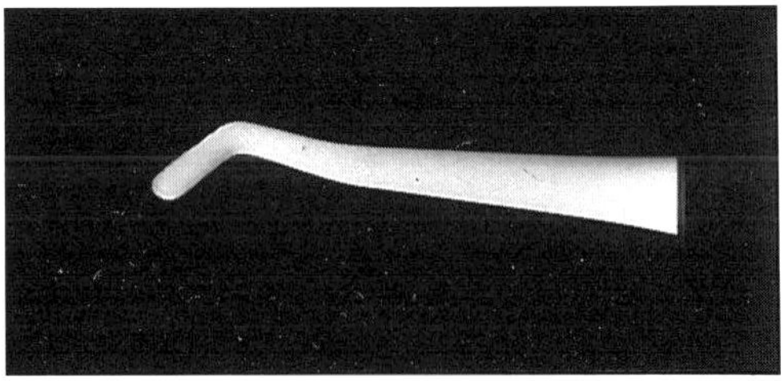

**Fig. 5-7.** Bout sphéroïdal de la spatule plastique.

La bandelette matrice, fixée en place au préalable, est rabattue, vestibulairement et lingualement, en exerçant avec le pouce et l'index une pression suffisante pour efficacement condenser le composite. Pour libérer ensuite les doigts, on place éventuellement une petite pince à strip de Hawé, de type pince crocodile, dont deux modèles sont mis à la disposition du praticien (fig. 5-8). Signalons, cependant, que l'usage de la pince crocodile est

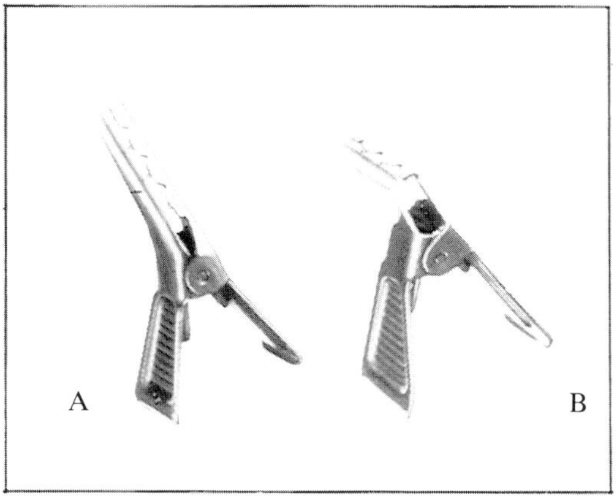


**Fig. 5-8.** Pince à strip de Hawé. *A)* modèle standard ; *B)* modèle spécial pour dents inférieures.

plus indiquée en cas de chimiopolymérisation, pour laquelle une durée de durcissement de 5 à 6 minutes est requise. Dans le cas présent, la rapidité avec laquelle le durcissement par irradiation est obtenu justifie moins l'usage de la dite pince, sauf si, pour une raison quelconque, on aurait besoin de ses deux mains pour la suite des opérations, par exemple la manipulation de la lampe.

On irradie à présent le composite, de préférence pour ne pas dire obligatoirement par voie vestibulaire, même si la cavité et le composite qui l'obture affleurent à peine cette face. En effet, ce faisant, la rétraction de prise, qui se fait dans le sens de la source lumineuse, aura tendance à attirer le composite contre le mur et le bord vestibulaires de la cavité, diminuant ainsi l'écueil de la faille rétractionnelle.

La durée d'irradiation, qui dépend, d'une part de la marque du composite (consulter le mode d'emploi), mais, d'autre part, et nous dirions même surtout, de l'épaisseur du matériau mis en place, a intérêt à dépasser les 20 secondes fréquemment conseillées par le fabricant. Nous avons déjà insisté sur le fait qu'une durée un peu prolongée ne peut en rien nuire et ne peut que bénéficier au composite. On opère pour finir, et surtout si la cavité s'ouvrait largement du côté palatin, une seconde irradiation par cette voie, pendant une vingtaine de secondes.

Après s'être assuré du durcissement complet du composite le strip peut être enlevé et on peut procéder aux premières retouches de dégrossissage, en contrôlant en premier lieu les contacts prématurés éventuels de la face palatine. Il sera traité du finissage de l'obturation dans le chapitre suivant, qui lui sera consacré.

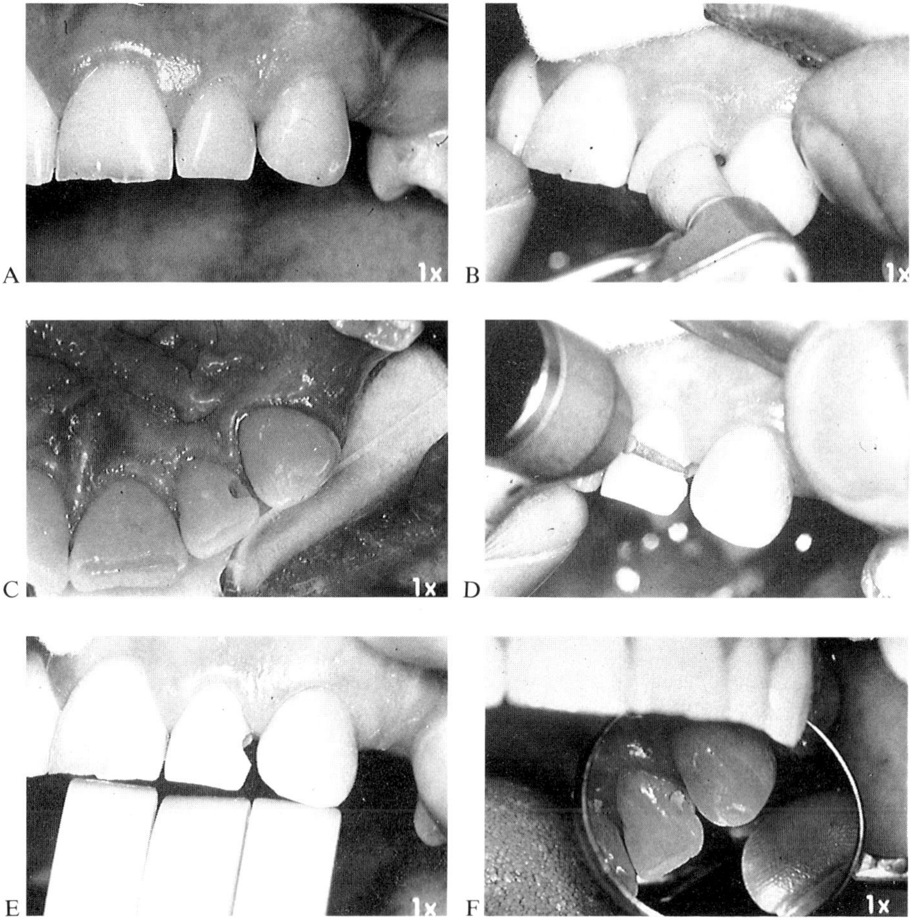

**Fig. 5-9.** Première phase de la mise en œuvre de la restauration d'une cavité de la classe III. *(Documents* P. DELMELLE.*)*

*A)* Carie sur face distale de la 22, imperceptible.
*B)* Nettoyage de la dent au lait de ponce.
*C)* Cavité préparée, en vue linguale.
*D)* Achèvement du biseau vestibulaire.
*E)* Choix de la teinte.
*F)* Fond de cavité (Dycal), placé.

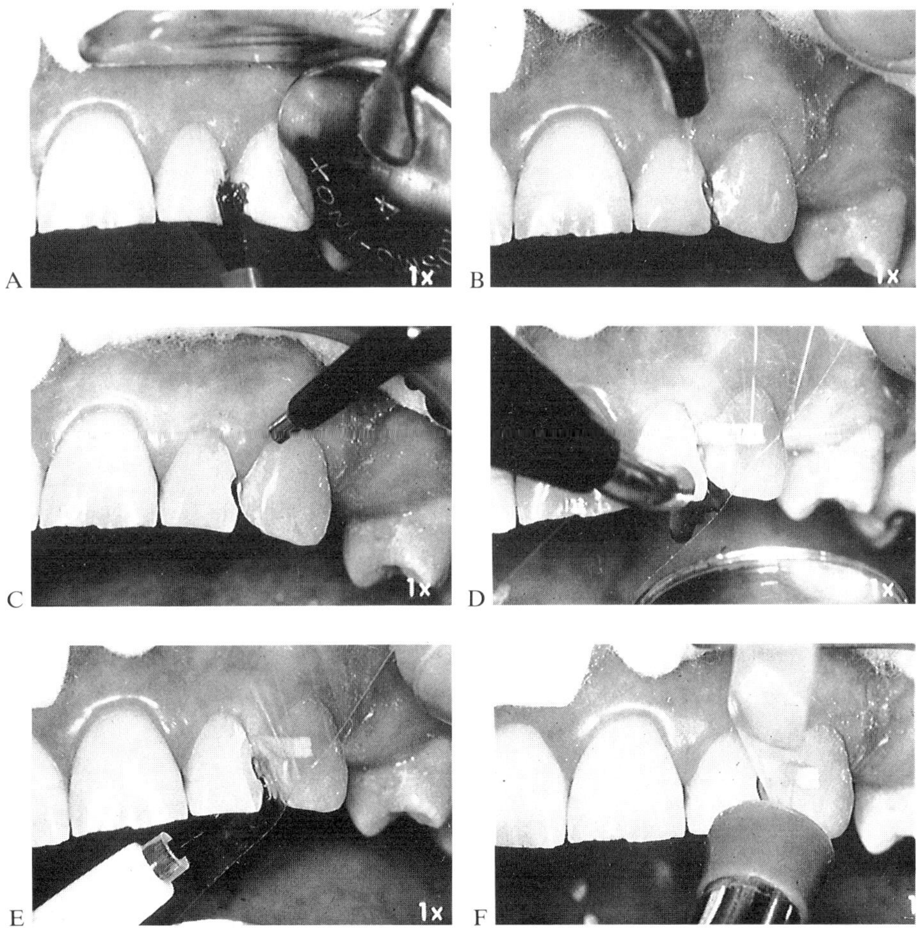


**Fig. 5-10.** Deuxième phase de la mise en œuvre d'une restauration d'une cavité de la classe III. *(Documents* P. DELMELLE.*)*

*A)* Mordançage de l'émail au gel coloré.
*B)* Rinçage.
*C)* Séchage.
*D)* Mise en place de la matrice et enduction de la résine de liaison.
*E)* Jet d'air pour étendre la résine.
*F)* Polymérisation de la résine de liaison par irradiation.

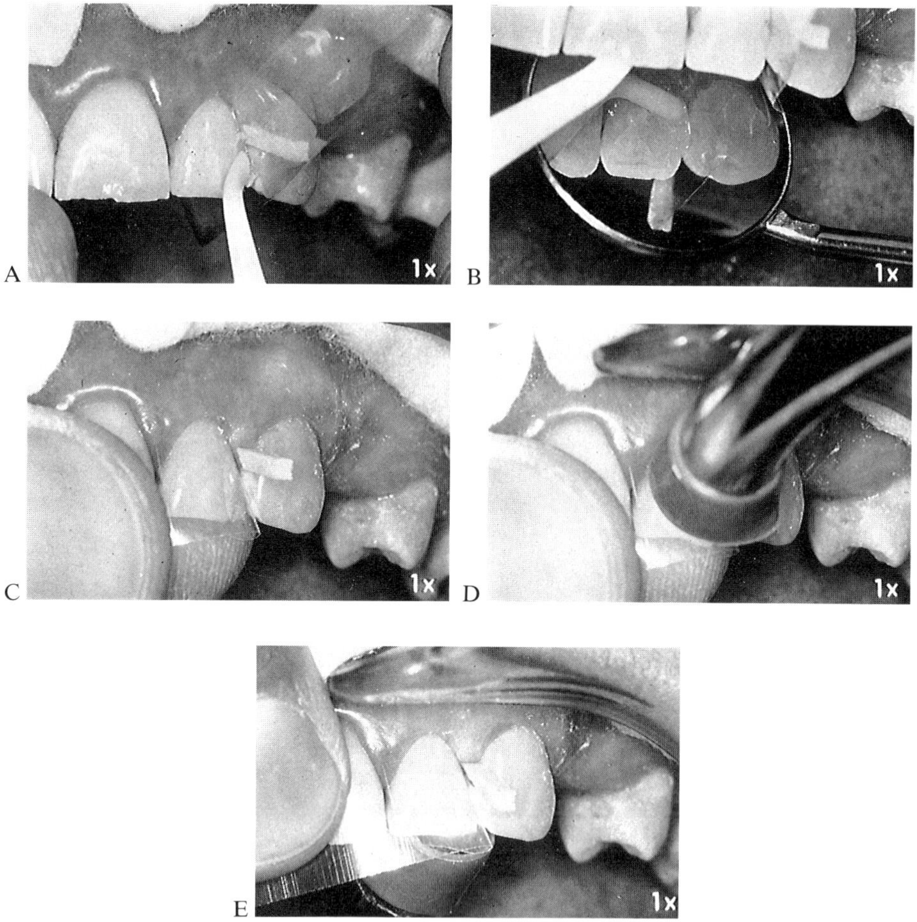


**Fig. 5-11.** Troisième phase de la mise en œuvre de la restauration d'une cavité de la classe III. *(Documents* P. DELMELLE.*)*

*A)* Placement du composite par voie vestibulaire.
*B)* Placement du composite par voie linguale.
*C)* Serrage de la bandelette-matrice.
*D)* Polymérisation du composite par irradiation vestibulaire.
*E)* Polymérisation du composite par irradiation linguale.

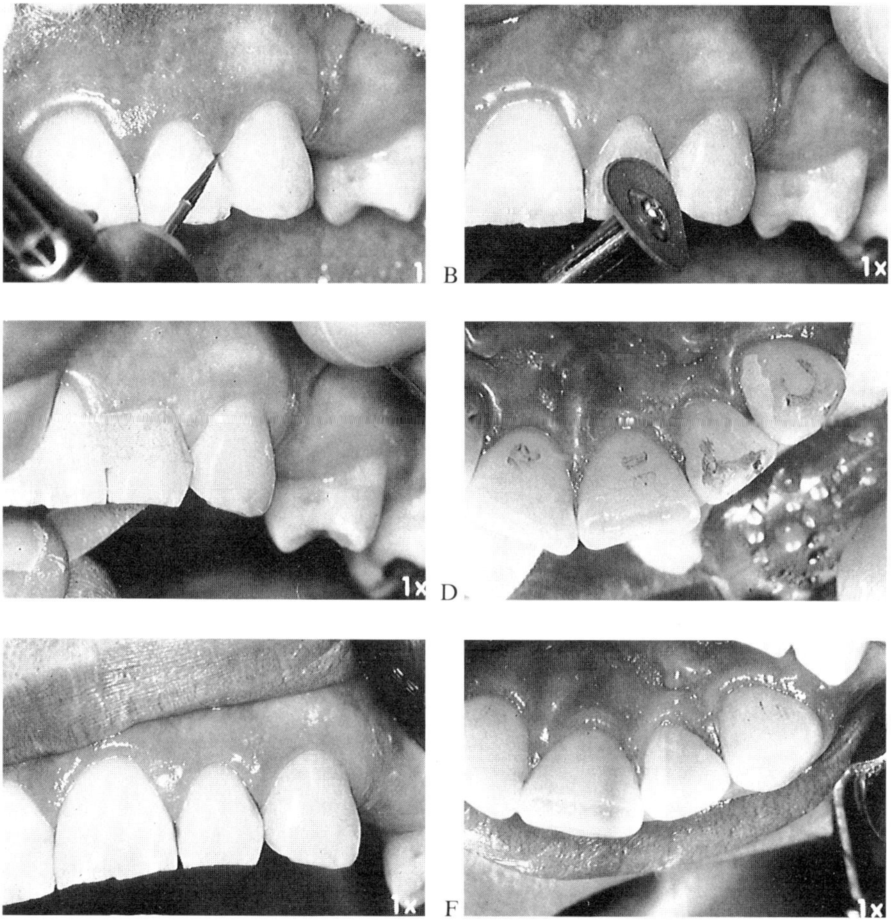

A B C D E F

**Fig. 5-12.** Phase finale de la restauration d'une cavité de la classe III. (*Documents* P. Delmelle.)

*A)* Dégrossissage des débordements.
*B)* Polissage au disque Soflex.
*C)* Polissage à l'aide d'un strip de la face proximale.
*D)* Vérification de l'occlusion.
*E)* Obturation terminée, face vestibulaire.
*F)* Obturation terminée, face linguale.

## Cas particuliers

a) *La restauration de cavités importantes.*

Si nous avons affaire à une cavité plus importante, il faudra procéder à son obturation en deux ou trois temps. Après avoir éventuellement placé un fond de cavité protecteur en ionomère de verre et en avoir mordancé la surface (voir chapitre 2), mais avant d'installer la matrice, on place et on polymérise une première portion de composite hybride opaque. Cette base doit, en quelque sorte, reconstituer le noyau dentinaire de la dent (fig. 5-13). En plaçant cette masse opaque, on évitera que le fond obscur de la cavité buccale ne transparaisse à travers l'obturation et ne compromette son aspect esthétique. Cette première portion, qui ne peut déborder sur l'émail, adhérera à l'ionomère de verre qu'on a mordancé en même temps que l'émail périphérique et qu'on a enduit d'un agent de liaison amélaire.

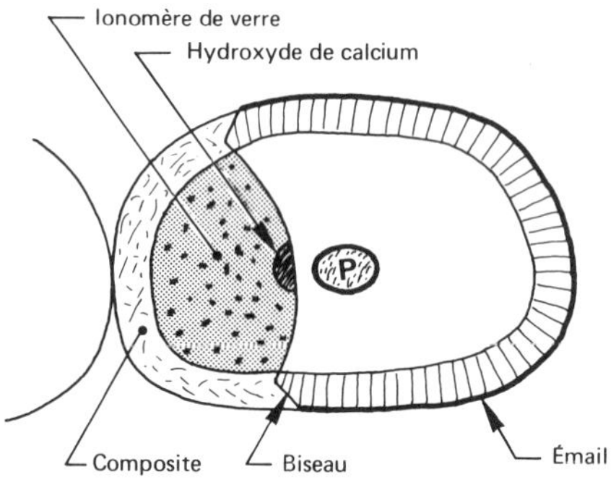


**Fig. 5-13.** Obturation d'une cavité importante avec ionomère de verre et composite.

On prépare à présent la matrice mais, vu la dimension de la cavité, il est parfois indiqué de faire usage d'un coffrage un peu mieux approprié, tel la matrice « Anatomic » de Hawé-Néos (fig. 5-14). On en passe les deux extrémités, l'une en mésial et l'autre en distal de la dent à obturer, au départ de la face palatine vers la face vestibulaire, après quoi on saisit les deux chefs entre les doigts en les tirant vers soi de façon à ce que la partie précisément anatoforme du strip vienne épouser la face palatine de la dent. L'emploi judicieux de cette matrice évitera maints débordements importants rencontrés parfois à la face palatine.

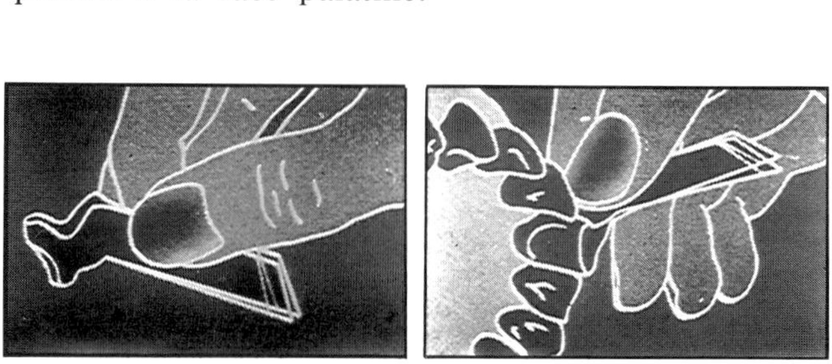

**Fig. 5-14.** La matrice « Anatomic Hawé ». *(Document aimablement mis à notre disposition par la firme Hawé-Néos, Suisse.)*

Après avoir écarté provisoirement le pan du strip correspondant au côté à obturer, on comble la cavité avec le composite micronisé de teinte appropriée, et on agrippe les deux chefs de la matrice qu'on enserre vigoureusement autour de la dent. Avant de procéder à l'irradiation, on peut se libérer les doigts en fixant éventuellement les deux chefs rassemblés du strip dans l'espace interproximal opposé, au moyen d'un coin de serrage ou d'une pince crocodile.

Si nous avons affaire à une dent dévitalisée, on a intérêt à vider la chambre pulpaire de tout matériau d'obturation ancien ou provisoire pour pouvoir l'obturer avec un ionomère de verre qui adhérera à la dentine et auquel le composite pourra à son tour adhérer. Après quoi on procède comme décrit ci-dessus.

b) *La matrice autocollante.*

Outre la matrice anatoforme de Hawé-Néos, dont nous venons de signaler l'utilité, un autre type de matrice trouve souvent une indication judicieuse. Il s'agit de la matrice autocollante mise sur le marché aussi bien par Hawé-Néos que par Polydent. Cette matrice présente une partie centrale non adhésive, destinée à entrer en contact avec le composite, encadrée de deux parties terminales adhésives protégées par un feuillet détachable. Ce type de matrice permet de libérer les mains tout en évitant l'emploi d'une pince crocodile. Avant l'utilisation, on enlève les deux feuillets de protection, on glisse le strip dans l'espace interproximal, face à la cavité à obturer, on vérifie sa bonne adaptation et on l'immobilise au moyen d'un coin, tout comme un strip ordinaire. On en colle une extrémité sur la face palatine, ou éventuellement vestibulaire, opposée, de toute façon, à celle par où le remplissage de la cavité se fera. Après avoir comblé la cavité, le second chef est ramené par-dessus et, tout en exerçant une certaine pression, dans le but de parfaire la condensation du composite, il est collé, à son tour, à la dent par simple pression et on accomplit l'irradiation comme décrit précédemment. Pour obtenir une bonne adhésion du strip à la dent, il faut que celle-ci soit parfaitement sèche, mais elle le sera de toute évidence puisque cette siccité est tout aussi indispensable pour la réussite de la restauration.

c) *Présence de deux cavïtés.*

Au cas où il se présente deux cavités de la classe III dans une même dent, l'une du côté mésial et l'autre du côté distal, il ne faut pas tenter d'obturer les deux cavités en une fois. En effet, même en faisant usage du strip anatoforme décrit ci-dessus, cela engendre trop souvent des difficultés. On peut, bien sûr, préparer et placer la digue pour les deux obturations, mais ensuite, tout au plus, achever la toilette et placer la protection pulpaire des deux, mais, à partir du stade de mordançage de l'émail périphérique, il faut procéder séparément pour les deux obturations.

## La cavité de la classe V

### Choix de la matrice

Le rôle de la matrice destinée à l'obturation d'une cavité de la classe V n'est pas tellement de servir de coffrage pour le matériau en cours de placement mais de le condenser dans la cavité après sa mise en place, avec le souci de lui conférer le galbe propre à la morphologie normale du tiers cervical.

On trouve sur le marché plusieurs types de matrices. Signalons en premier lieu la matrice cervicale classique de Hawé-Néos. Elle a une forme ovale, légèrement réniforme, est préformée et présente un galbe adapté à la morphologie moyenne du tiers cervical de la majorité des incisives et canines. Il en existe des métalliques, dont la face interne est conditionnée de façon à ce que le composite n'y adhère pas. Celles-ci sont uniquement destinées au composite chimiopolymérisable. Il est bien entendu que, pour le composite photopolymérisable, il est indispensable de faire usage d'une matrice transparente. On trouve pour l'un et l'autre de ces types un assortiment de cinq dimensions et les dernières-nées, les transparentes, sont munies d'une petite tigette permettant une prise et une pose aisées, grâce à un instrument *ad hoc* (fig. 5-15 et 5-16). Il faut choisir la dimension qui déborde de toute part d'à peu près 1 mm, non seulement le contour de la cavité, mais aussi la zone mordancée destinée à être recouverte de composite. Il ne faut jamais la découper car il est préférable qu'elle soit un peu trop débordante que d'encourir le risque de lui faire perdre son galbe régulier et ses bords bien polis.

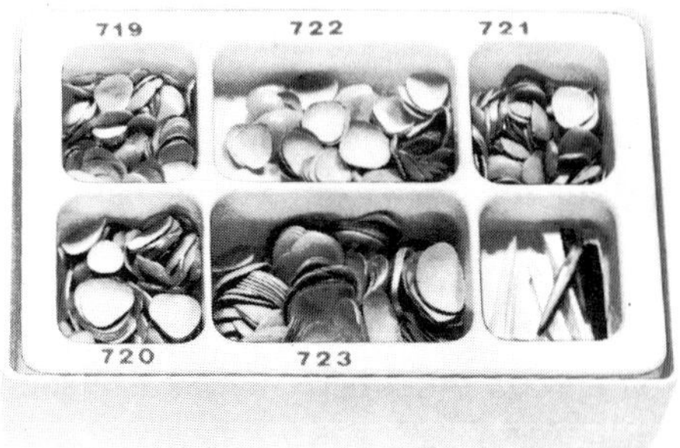


**Fig. 5-15.** Les matrices cervicales de Hawé-Néos Dental. *(Document aimablement mis à notre disposition par la firme Hawé-Néos, Suisse.)*

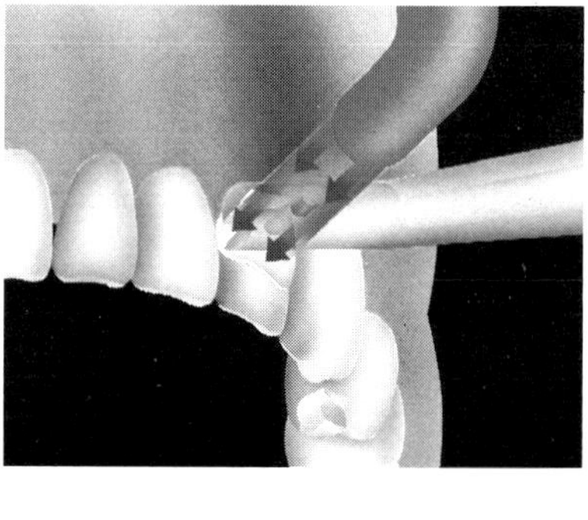

**Fig. 5-16.** Les matrices cervicales transparentes de Hawé. *(Document aimablement mis à notre disposition par la firme Hawé-Néos, Suisse.)*

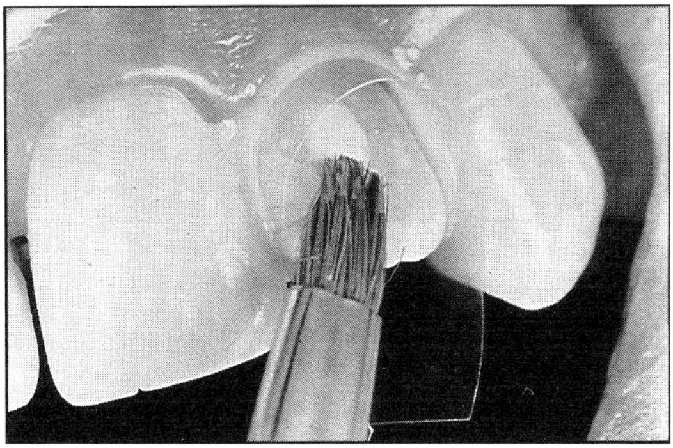

**Fig. 5-17.** La matrice « Vivadent Contour Strip ». *(Document aimablement mis à notre disposition par la firme Vivadent, Suisse.)*

Il convient de signaler, en outre, l'existence de deux autres types de matrices, plus récemment mis sur le marché, et qui peuvent rendre service dans certains cas d'espèce. Il y a la matrice « Vivadent Contour Strip » qui, placée en glissant les deux chefs dans les espaces interproximaux en direction de la face palatine, ira s'insinuer sous le rebord gingival vestibulaire en l'écartant légèrement. La matrice placée de cette façon baillera en direction occlusale et permettra le mordançage et la pose de la résine de liaison sans toucher la gencive (fig. 5-17). La pose du composite dans la partie sous-gingivale en sera facilitée et les débordements pourront plus aisément être contrôlés à cet endroit. Il y a ensuite la matrice « Cervical Former » de Polydent qui se présente sous la forme d'un morceau de polyester transparent très résistant mais pourtant flexible. L'une des deux extrémités, chacune de forme légèrement différente, sera, au choix d'après la forme anatomique du collet à restaurer, insérée dans l'extrémité du manche-support creux, de façon à faire prendre à la matrice la forme d'une petite palette bombée (fig. 5-18) qui, appliquée avec une certaine pression au collet d'une incisive en voie de restauration, permettra de comprimer efficacement le composite en cours de polymérisation.

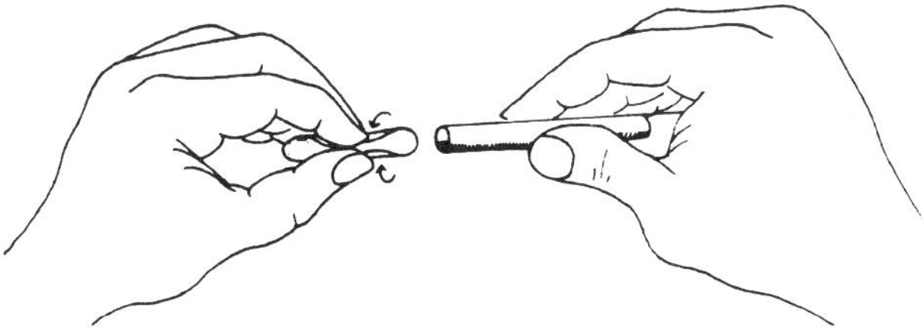

**Fig. 5-18.** La matrice « Cervical Former » de Polydent.

## Choix de la teinte

Les indications que nous avons données pour la classe III sont également de rigueur ici. Signalons, cependant, à toute fin utile, que le tiers cervical des incisives et canines fait souvent apparaître une teinte plus jaune ou plus foncée et, fort fréquemment, plus opaque que les deux autres tiers. Il y a donc lieu d'y être attentif lors du choix de la teinte et de ne pas l'assortir, trop rapidement, à celle de l'émail intact de la même dent, mais plutôt à celle du tiers cervical de la dent voisine ou contra-latérale.

## Application de la résine de liaison

Comme nous venons de le signaler pour la cavité de la classe III, il y a lieu de distinguer, d'une part, l'application facultative d'un agent de liaison dentino-adhésif et l'application obligatoire de résine de liaison amélaire sur l'émail mordancé, d'autre part.

Pour la cavité de la classe V du type *a*, celle qui se limite strictement à la région amélaire, on peut se contenter d'appliquer à la périphérie de la cavité, biseautée ou non, après mordançage, la résine de liaison amélaire.

Pour la cavité de la classe V, du type *b*, celle qui s'étend au-delà de la limite émail-cément, il y a lieu d'envisager raisonnablement l'usage d'un adhésif dentinaire. En effet, la partie apicale de la cavité, non entourée d'émail, ne pourra pas concourir à la fixation par mordançage et la restauration manquera à cet endroit d'adhérence et d'étanchéité. Si donc, pour l'obturation d'une cavité de la classe V, *a*, entièrement située dans l'émail, l'opportunité d'un adhésif dentinaire est discutable, pour le cas qui nous préoccupe son usage semble tout à fait indiqué. Par conséquent, après avoir mordancé la partie du contour cavitaire bordée d'émail, on applique la résine adhésive, en l'occurrence celle qui convient aussi bien à la dentine qu'à l'émail, par exemple : Scotchbond, Dentine-Bonding-Agent ou Bondlite, qu'on pourrait qualifier d'adhésifs amélo-dentinaires, et on polymérise par irradiation pendant 5 à 10 secondes. Ajoutons que certains adhésifs dentinaires sont autopolymérisants et n'exigent pas d'irradiation. Nous renvoyons l'utilisateur au mode d'emploi qui accompagne le produit choisi.

McLean, 1985, propose une autre solution pour l'obturation des cavités de collet dont la limite gingivale est située au-delà de la zone recouverte d'émail. Il fait notamment appel à un ionomère de verre. Nous avons déjà signalé que cet auteur préconisait volontiers l'usage d'un ionomère de verre comme fond de cavité. Mais dans le cas présent, il conseille d'en recouvrir toute la dentine jusqu'à la limite du mur d'émail et jusqu'à l'angle cavo-surface au bord gingival qui se trouve dépourvu d'émail (fig. 5-19). L'ionomère de verre adhère chimiquement à la dentine et, une fois mordancé, le composite y adhère fort correctement, conférant ainsi à l'obturation rétention et étanchéité, sans faire appel à un adhésif dentinaire.

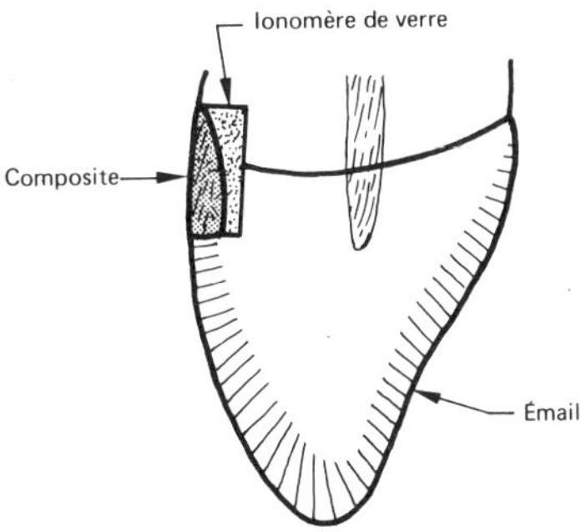


**Fig. 5-19.** Schéma montrant le placement d'un ionomère de verre comme fond de cavité dans une classe III s'étendant au-delà de la limite émail-cément.

## Mise en place du composite

La mise en place d'un composite photopolymérisable dans une cavité monoface, généralement assez réduite, ne pose pas beaucoup de problèmes. On prélève successivement de petites portions de matériau dans le godet ou au bout de la seringue avec une spatule en téflon qu'on fait, à chaque fois, glisser à rebours sur le bord de la cavité, de façon à en détacher le composite qu'on force ainsi en place. La cavité une fois comblée, on façonne la surface en la tapotant avec le bout arrondi de l'instrument. Le seul petit problème nous semble résider dans l'évaluation de la quantité exacte de matériau à placer, afin qu'il n'y ait ni manque ni surplus fusant lors de l'application de la matrice.

## Application de la matrice et polymérisation

On pose immédiatement, sur la masse du composite correctement étalé, la matrice cervicale transparente sélectionnée au préalable, en l'appliquant d'abord au-delà du bord cervical de la cavité et en la rabattant ensuite (fig. 5-20) de façon à refouler l'excès éventuel de composite vers le bord occlusal ou incisif. Il est plus aisé de l'éliminer à cet endroit, ce qui doit se faire avant de procéder à la polymérisation. On exerce ensuite une pression assez ferme à l'aide du petit instrument approprié si on a fait choix de la matrice de Hawé. Quelle que soit la matrice mise en œuvre, une bonne pression doit être

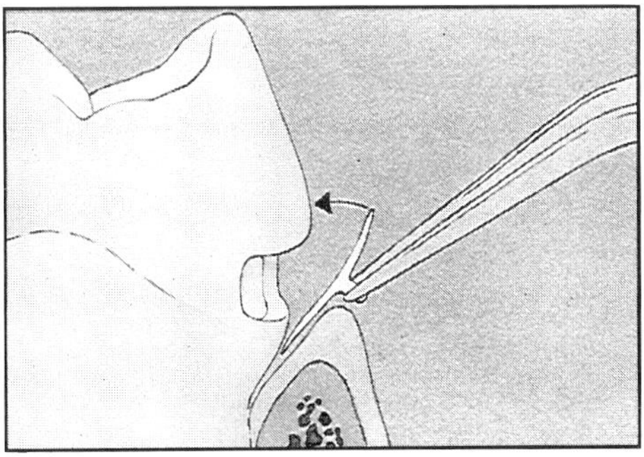

**Fig. 5-20.** Application de la matrice cervicale. *(Document aimablement mis à notre disposition par la firme Hawé-Néos, Suisse.)*

recherchée et, sans la relâcher, on irradie le composite à travers elle avec la lampe halogène. En ce qui concerne la durée d'irradiation, il faut tenir compte du fait qu'on l'applique à travers la matrice et, étant donné l'épaisseur de certaines d'entre elles, il est nécessaire d'atteindre la minute.

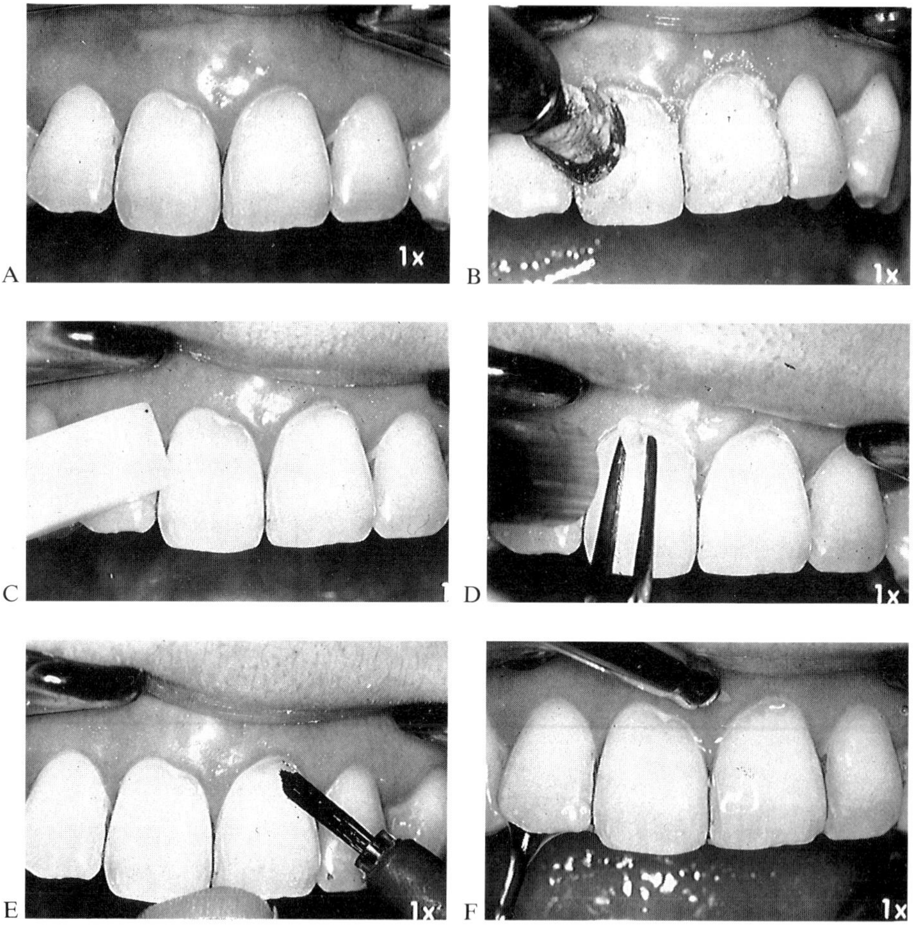


**Fig. 5-21.** Les principales phases de l'obturation d'une érosion de collet sans taille préalable de cavité. *(Documents* P. DELMELLE.*)*

*A)* Les deux centrales atteintes d'une érosion de collet.
*B)* Nettoyage des dents au lait de ponce.
*C)* Choix de la teinte du composite.
*D)* Essai de la matrice transparente de Hawé.
*E)* Mordançage acide.
*F)* Rinçage et séchage.

Après durcissement on procède, si nécessaire, aux premières retouches de dégrossissage. Quant au finissage, il en sera question dans le chapitre suivant.

G
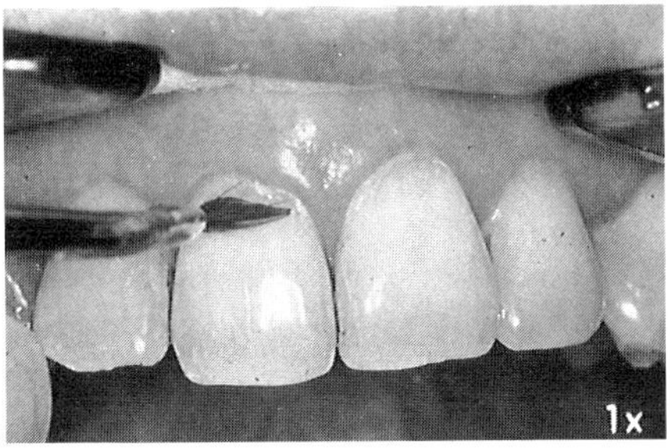


H
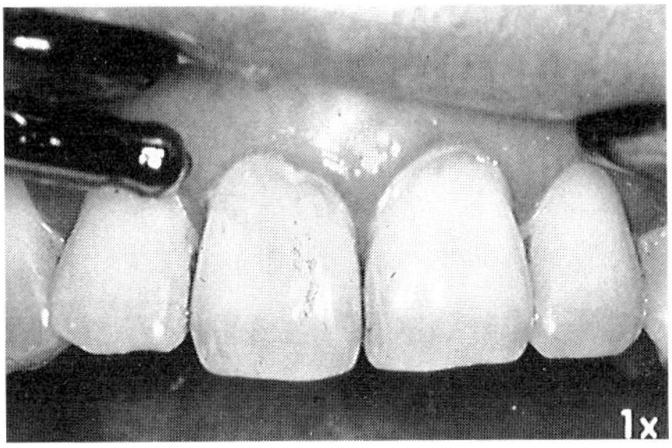


I
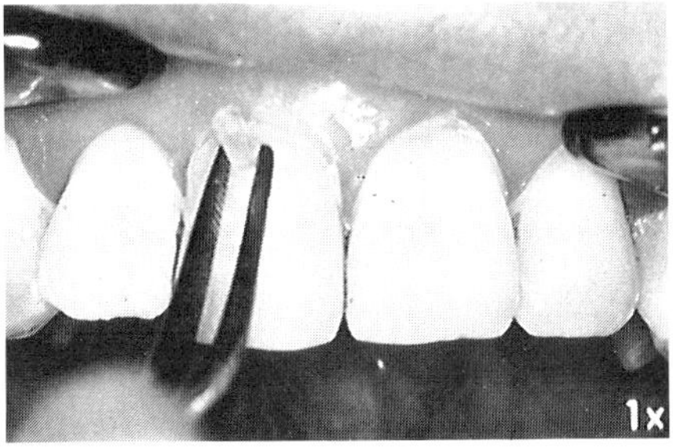


J
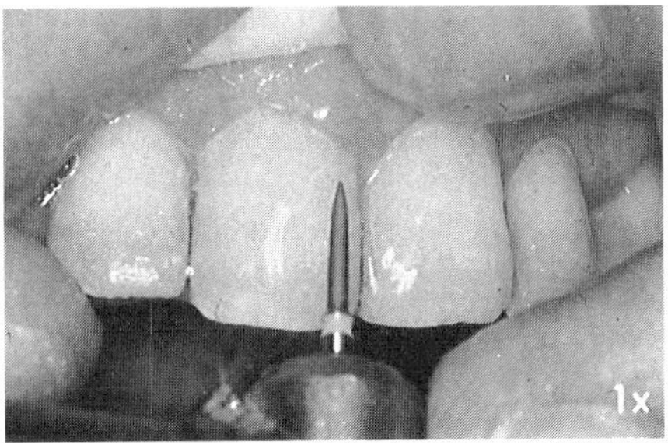


K
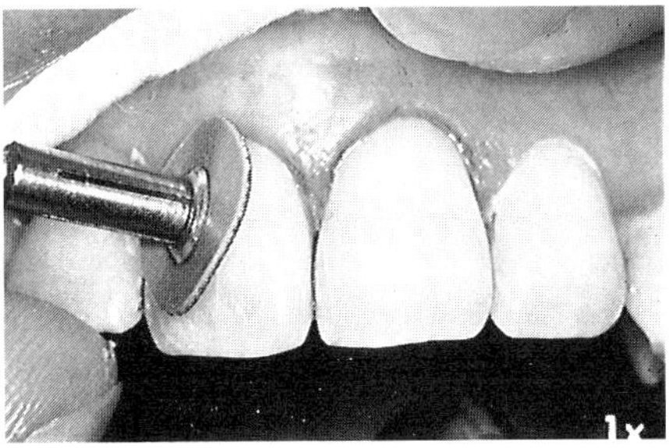


**Fig. 5-21** *(suite).*
*G)* Enduction de résine de liaison.
*H)* Jet d'air pour l'étalement de la résine et l'évaporation de son solvant.
*I)* Polymérisation par irradiation à travers la matrice.
*J)* Dégrossissage au moyen d'un instrument diamanté conique à grain extra-fin.
*K)* Polissage au disque Soflex bleu au grain le plus fin.

## La cavité de la classe IV

### Préparation de la matrice

En guise de matrice on utilise généralement une coiffe complète qu'on sectionne d'après la dimension de la cavité ou une demi-coiffe prédécoupée. Citons comme marques de coiffe transparente : Odus Pella Crown Forms, Acetate Crown Forms des Produits Dentaires de Vevey, les couronnes transparentes de Frasaco et de Bayer ainsi que les demi-coiffes de Hawé-Néos. Toutes offrent un jeu complet de formes pour incisives et canines, de morphologie et de dimension variées.

On découpe la coiffe-matrice de façon à ce qu'elle dépasse de toute part de 1 mm, non seulement le bord de la cavité mais également la zone mordancée, s'il y a lieu (fig. 5-22).

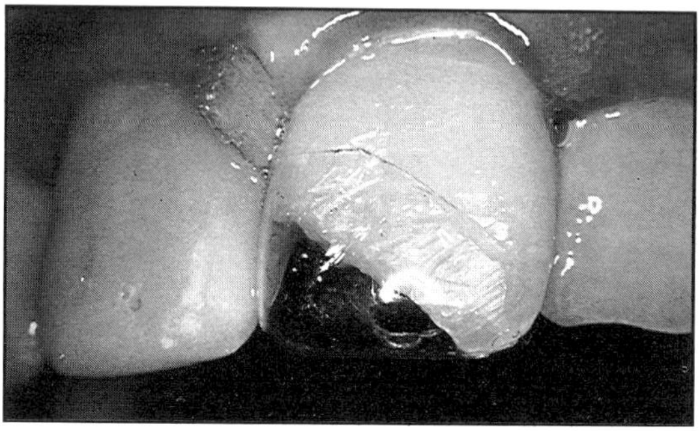

**Fig. 5-22.** Essai de la coiffe-matrice et du coin de bois. *(Document* Y. DELGHUST.*)*

On prépare un coin interdentaire de dimension et de forme appropriées, aptes à fixer et à immobiliser la coiffe-matrice. Il faut avoir essayé l'ensemble pour pouvoir se rendre compte si, d'une part, le coin interdentaire n'a pas tendance à déformer la coiffe et si, d'autre part, le point de contact est satisfaisant. Dans l'affirmative, on retire la coiffe et on perce de l'intérieur, avec une sonde, un trou au niveau de l'angle incisif. Cet orifice permettra à l'air emprisonné et au composite en excès de s'échapper lors de la mise en place de la coiffe munie du composite.

### Enduction de la résine de liaison

Les indications concernant l'agent de liaison dentinaire et amélaire que nous avons données pour la classe III peuvent être reprises ici. Répétons que si la résine de liaison amélaire est obligatoire, l'usage de l'agent de liaison dentinaire est laissé à l'appréciation du praticien.

## Choix du composite et de la teinte

La complication que nous rencontrons dans le choix d'un composite, destiné à l'obturation d'une cavité de la classe IV, réside dans le fait qu'il doit être, d'une part parfaitement esthétique et, d'autre part, suffisamment résistant à la traction transversale et à l'usure. Ce n'est que récemment que fut mis sur le marché ce type de composite photopolymérisable. Nous n'hésitons pas à citer Estilux-Hybrid, Herculite, Opalux, Pekalux et Valux, composites hybrides dont la disposition particulière des particules de charge, de nature et de dimension diversifiées, en font des matériaux singulièrement résistants aux contraintes de la mastication, tout en étant parfaitement esthétiques.

Le choix de la teinte n'est pas toujours facile. Il exige de la part du praticien beaucoup de clairvoyante attention. En effet, la dent naturelle a pratiquement toujours un dégradé de teintes, variant du collet au bord incisif, cette dernière zone frôlant parfois la transparence. Il faudra en tenir compte et chercher à assortir la teinte à celle de la dent, non pas voisine mais contra-latérale. Aussi faut-il avoir à sa disposition plusieurs teintes fréquemment indispensables pour réussir une restauration satisfaisante au point de vue de l'esthétique.

## Mise en place du composite et polymérisation

Nous venons de signaler qu'il faudra probablement faire appel à plusieurs teintes de composites qu'il s'agira non pas de mélanger, mais de juxtaposer par portions successives. De toute façon, la masse de matériau nécessaire à l'obturation d'une cavité de la classe IV est relativement importante et la polymérisation ne pourrait pas être réalisée en une fois.

Nous débuterons toujours par la construction du noyau central et nous employerons pour ce faire la teinte dite opaque du composite choisi. En effet, il ne faut pas que le fond sombre de la cavité buccale transparaisse à travers un composite trop translucide, ce qui adviendrait en faisant usage d'une teinte normale. Il nous faudra au moins deux étapes de polymérisation, et même trois si nous avons affaire à une dent dévitalisée à chambre pulpaire vidée. L'opaque peut aller jusqu'à reconstruire, sans aide de matrice ou coffrage, la totalité du noyau représentant la partie dentinaire de la restauration. Chaque portion, correctement tassée à l'aide d'un fouloir en téflon, est polymérisée au moyen de la lampe halogène pendant 20 à 30 secondes. Il faut savoir que l'opaque, tout comme les teintes plus foncées, exige un temps d'irradiation plus long par rapport à celui exigé pour les teintes claires.

Le noyau dentinaire une fois reconstitué, on fera appel à la coiffe-matrice, déjà en attente, pour la restructuration de la fraction externe ou amélaire.

On prépare les deux ou trois teintes présélectionnées. La première à être utilisée sera l'opaque. On l'introduit dans la moitié palatine/linguale de la coiffe afin de parfaire l'écran opaque. Si l'on a affaire à un sujet jeune, il est parfois indiqué de placer, à l'extrémité incisive de la fraction vestibulaire, un composite légèrement translucide. Pour terminer, on garnit le reste du pan vestibulaire au moyen du composite de teinte sélectionnée au préalable. On force la coiffe en place et on l'immobilise avec le coin de serrage. Toutefois, avant d'entamer la polymérisation, on vérifie s'il n'y a pas de manque de composite et si la forme anatomique est correctement reconstituée. Si l'on constate l'une ou l'autre imperfection, il convient de retirer la coiffe et d'effectuer les corrections qui s'imposent.

Si tout est en ordre, on enlève l'excès qui aura probablement fusé par le petit trou *ad hoc* et/ou le long des bords de la coiffe, après quoi on irradie pendant 30 secondes, d'abord du côté vestibulaire et ensuite du côté palatin, pendant au moins un même nombre de secondes.

Après durcissement complet du composite, on enlève la coiffe-matrice et on procède aux premières retouches de dégrossissage. On vérifie en tout premier lieu l'occlusion et on l'ajuste très correctement en faisant exécuter au patient les différents mouvements de la mandibule. On peut alors, éventuellement, remettre la finition à une date ultérieure.

## La cavité de la classe I

Ce n'est que depuis peu, et dans certaines conditions, que le principe de l'obturation en composite des cavités des molaires et prémolaires a été admis et qu'on lui prédit un avenir prometteur. Il y a longtemps déjà que certains praticiens en usaient, il faudrait même dire en abusaient, car il va de soi qu'avec les composites conventionnels de première génération, les résultats étaient loin d'être satisfaisants. Mais c'est peut-être grâce à l'opiniâtreté de ces premiers utilisateurs que les fabricants se sont décidés à étudier le problème des dents postérieures avec un peu plus d'attention. Nous avons, en effet, signalé qu'à l'heure actuelle, des composites spécialement conçus pour ce genre d'obturations soumises aux contraintes de la mastication ont été mis sur le marché. Ces composites sont dès à présent déjà soutenus par de bonnes références de laboratoire. Des expériences cliniques de cinq ans sont toutefois nécessaires pour les faire monter dans un créneau de confiance plus élevé. L'un d'entre nous, Michotte et Vreven, 1987, est en voie de tester un composite hybride pour dents postérieures : Occlusin. Cette publication reflète déjà les résultats fort encourageants obtenus après 24 mois. Des résultats tout aussi satisfaisants après 36, 48 et 60 mois sont en cours de publication et ceux de 6 ans sont en voie d'enregistrement.

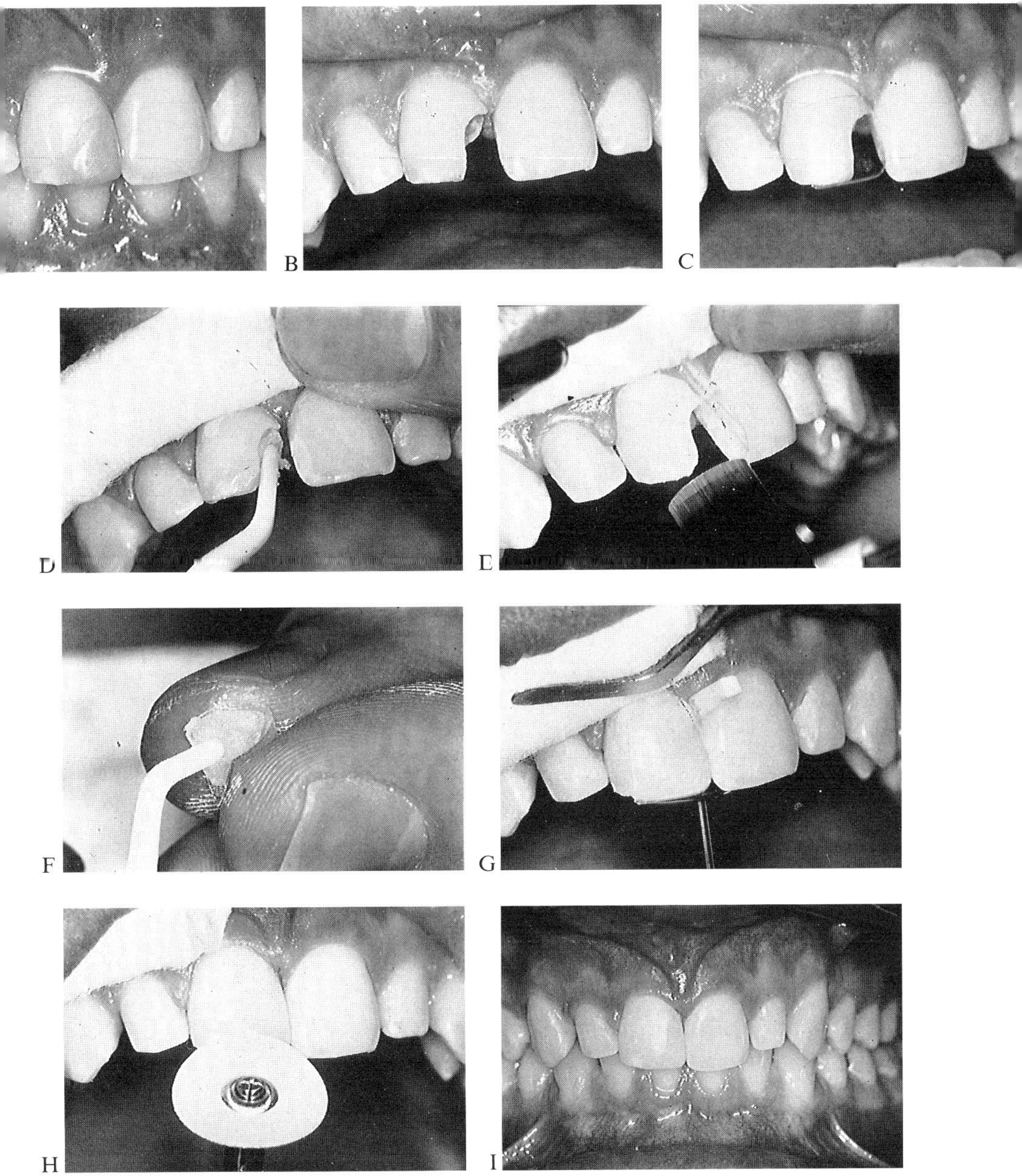


**Fig. 5-23.** Les principales phases de la restauration d'une cavité carieuse de la classe IV. *(Documents* P. Delmelle.*)*

*A)* Composite discoloré à renouveler. *B)* Cavité préparée. *C)* Essai de la coiffe-matrice. *D)* Placement d'une première portion de composite dans la cavité. *E)* Polymérisation de la première portion. *F)* Placement de la seconde portion dans la coiffe-matrice. *G)* Mise en place de la coiffe et polymérisation. *H)* Finition de la restauration. *I)* Restauration terminée.

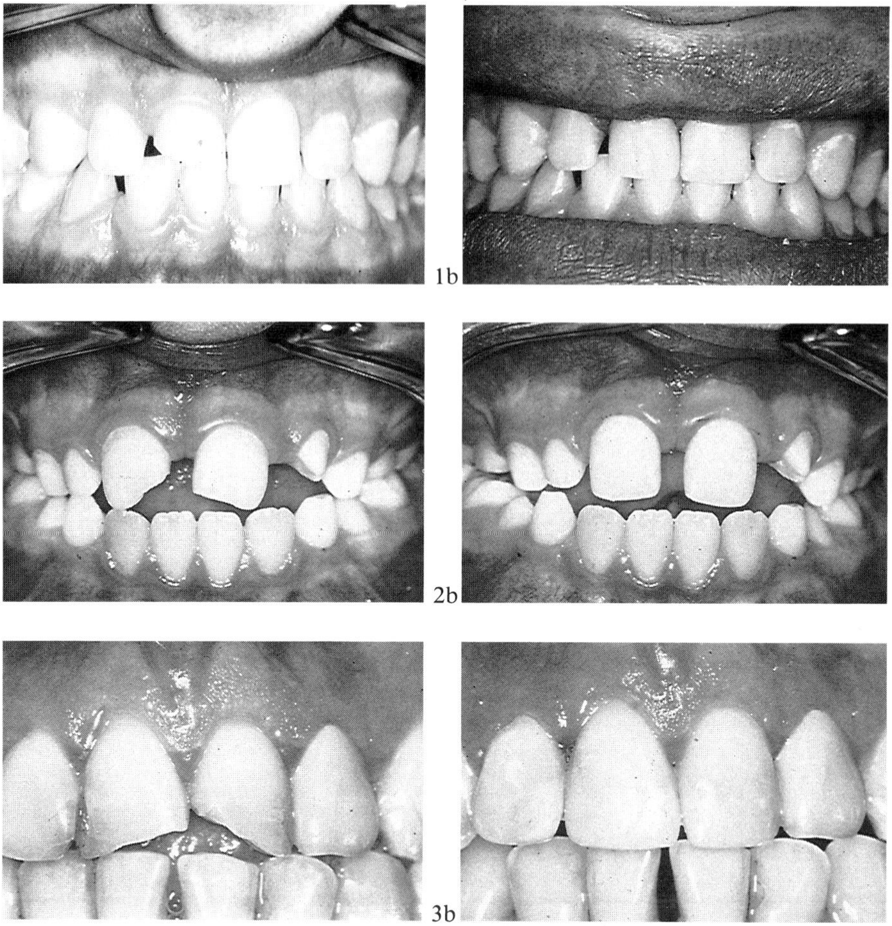


**Fig. 5-24.** Trois exemples de restauration de cavités de la classe IV, suite à des fractures accidentelles des incisives centrales. (*Documents* P. Delmelle).

1) Restauration avec Herculite : *a,* avant et *b,* après.
2) Restauration avec Durafill : *a,* avant et *b,* après.
3) Restauration avec Prismafine : *a,* avant et *b,* après.

On signale régulièrement certaines difficultés de technique de placement, inhérentes à la consistance du composite. C'est ainsi qu'une des complications fréquemment rencontrées par les cliniciens est la condensation du matériau. En effet, dès l'abord, on se rend compte que sa plasticité, très différente de celle de l'amalgame, rendra la condensation assez malaisée. Notons cependant que ce reproche était plus souvent destiné aux composites conventionnels. A l'heure actuelle, les composites spécialement conçus pour la restauration des molaires et prémolaires sont, par suite de l'augmentation appréciable du volume de la charge et de la disposition judicieuse des particules, plus aisément condensables et moins enclins à coller au fouloir.

Ceci dit, la technique de placement du composite et sa polymérisation au moyen de la lampe halogène ne posent pas d'autres problèmes. En ce qui concerne les petites cavités ponctuelles, situées dans un sillon et pour lesquelles nous avons proposé une taille fort réduite, l'obturation est des plus simples. Nul n'est besoin d'envisager un biseau car, à l'exception, peut-être, de la partie qui a été creusée pour l'élimination du tissu carié, la totalité de la préparation est située dans l'émail. Après mordançage des parois de la petite cavité et des sillons, éventuellement élargis, ainsi que de toutes les zones qu'on désire recouvrir de sealant dans un but prophylactique, on enduit le tout de résine de liaison amélaire. On polymérise d'abord celle-ci pendant quelques secondes. On place le composite dans la petite cavité et dans les sillons qui auraient été élargis, on polymérise pendant 30 à 40 secondes et on recouvre, pour terminer, les zones mordancées de résine prophylactique que l'on polymérise, bien entendu (fig. 5-25).

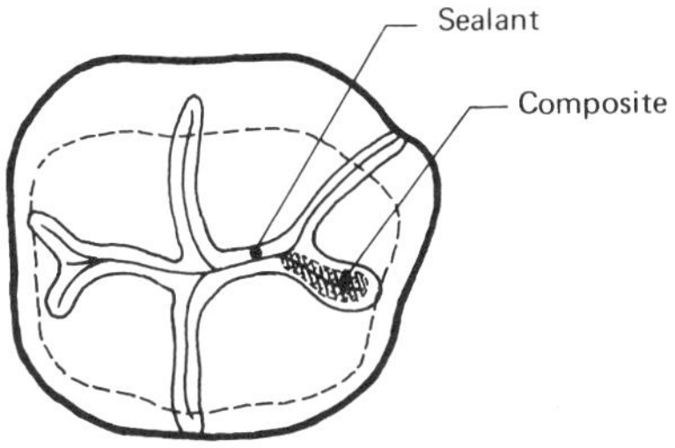


**Fig. 5-25.** Schéma de l'obturation d'une petite cavité ponctuelle de la classe I avec du composite et de la résine prophylactique.

En ce qui concerne les cavités dont la profondeur ne dépasse guère les 2 mm, pour lesquelles une taille Blackienne plus classique a été jugée nécessaire et un biseau éventuellement taillé et mordancé, l'obturation proprement dite ne pose pas non plus de problèmes. On enduit la zone mordancée de résine de liaison amélaire, on la polymérise, on condense le composite d'abord à l'aide d'un fouloir en téflon, ensuite avec l'index, après interposition d'un petit morceau de « mylar » transparent. Pour terminer, on polymérise à l'aide de la lampe halogène pendant au minimum 30 secondes, à travers la petite matrice transparente laissée en place.

Dès que l'on a le moindre doute concernant la possibilité de polymériser en une seule irradiation la totalité de l'épaisseur du composite, il faut procéder en deux temps. Les fabricants affirment bien souvent que leur appareil parvient à polymériser une épaisseur de 2,5 mm. Il est cependant plus prudent de se restreindre à 2 mm. Dans l'éventualité que nous venons d'évoquer, on peut adopter deux solutions. Soit on procède à l'obturation en deux temps, en plaçant et polymérisant d'abord une première couche de composite, en remplissant à peu près la moitié de la profondeur de la cavité, après quoi on comble la totalité et on polymérise comme décrit ci-dessus. On peut également débuter l'obturation en plaçant d'abord une couche d'ionomère de verre suffisamment épaisse pour que la couche de composite qu'on placera ensuite se réduise à une épaisseur de 1 à 1,5 mm. On mordance l'ionomère en même temps que l'émail périphérique, on enduit les surfaces mordancées d'un agent de liaison approprié et on termine en comblant la cavité de composite et en le polymérisant comme décrit ci-dessus. Cette seconde façon de procéder présente l'avantage de réduire la masse du composite et conséquemment l'importance de la rétraction de prise.

Après durcissement, on retire le petit bout de strip qui a servi à la condensation digitale et on irradie à nouveau pendant une dizaine de secondes, éventuellement après les premières retouches de dégrossissage et de contrôle d'occlusion.

## La cavité de la classe II

### Notes concernant les opérations préparatoires

Nous avons dit qu'il existait une forte tendance à modifier la forme des cavités, dans le sens d'une réduction de dimension, lorsqu'elle est destinée à être obturée au moyen de composite. Aussi bien les Écoles américaines qu'européennes préconisent cette alternative. Nous croyons que ces nouvelles tailles, mieux adaptées au matériau, sont valables dans de multiples cas et nous avons décrit pour la classe II l'aspect de ces cavités nouvelles. Cependant, dans certains cas, il faut s'en tenir, à peu de choses près, à la taille classique de Black. D'une part, lorsqu'il s'agit de remplacer, par un composite, une obturation en amalgame pré-existante et, d'autre part, lorsque l'extension de la cavitation carieuse nous y oblige. C'est l'obturation de ce type de cavité que nous décrirons ici, on pourra s'y référer aisément pour l'obturation de cavités plus réduites.

En plus de la taille des cavités, nous avons traité dans les chapitres précédents de la toilette de la cavité, de l'isolation du champ opératoire, de la protection dentinaire et des procédés permettant d'obtenir l'adhésion du composite aux structures dentaires. Nous désirons cependant y revenir en ajoutant quelques remarques complémentaires concernant plus particulièrement l'obturation des cavités de la classe II.

La première nous incite à proposer de modifier le cours normal des temps de travail successifs, dans la mesure où, avant de procéder à la taille du biseau, il faut avoir fait au préalable l'essai de la matrice, pour vérifier si un bon point de contact avec la dent voisine est réalisable. Notons que si, pour un amalgame, celui-ci n'est pas parfaitement réalisé à l'instant de la pose de la matrice, il n'y a pas lieu de trop s'en inquiéter, car on peut presque toujours l'obtenir grâce à la condensation vigoureuse et bien dirigée de l'amalgame. Ceci est impossible à réaliser avec un composite, par suite de son degré de plasticité. Il faut absolument que la bandelette-matrice soit déjà en contact intime avec la dent voisine avant de procéder à la pose du matériau. Si cela s'avérait impossible, et cette éventualité n'est pas à exclure et même relativement fréquente, le praticien doit se réserver le droit de modifier son plan de traitement et convaincre son patient d'en revenir à l'amalgame classique. Dans ce cas, il eût été contre-indiqué de tailler un biseau et c'est pourquoi l'essai préalable de la matrice est fort utile.

En ce qui concerne la recherche de l'adhésion et de l'étanchéité, nous pouvons probablement nous fier au seul mordançage de l'émail, tout au moins dans la mesure où nous en trouvons le long de toute la périphérie de la cavité. Mais si, par suite de l'extension sous-gingivale de la partie proximale de celle-ci, nous constatons l'absence d'émail à cet endroit, il nous semble préférable de faire appel au recouvrement, au moins des parois du box proximal, avec un agent de liaison dentinaire, aussi bien pour assurer la rétention du composite que l'étanchéité de la restauration.

En ce qui concerne l'isolation du champ opératoire, nous nous permettons d'insister tout particulièrement sur la nécessité de placer une digue. Si pour les incisives elle ne semble pas toujours indispensable, car, à la rigueur, il est relativement aisé de maintenir à cet endroit un champ opératoire sec, dans la zone molaire, par contre, la digue nous paraît constituer une exigence raisonnable.

## Choix de la matrice

Le praticien sera tenu de choisir lui-même, parmi les multiples systèmes de matrices et porte-matrices, utilisés pour l'amalgame, celui qui convient le mieux au cas en présence et à sa façon de travailler. Nous ne pouvons pas nous étendre à la description détaillée des nombreux systèmes déjà connus. Nous nous plaisons, cependant, à signaler l'article de Apap et Aubier, 1987, qui en reprend la description. Les auteurs énumèrent les différentes matrices utilisées pour l'amalgame et rappellent qu'on ne peut se contenter d'un seul type, mais qu'il faut en avoir plusieurs à sa disposition pour pouvoir sélectionner, pour chaque cas, celui qui convient le mieux. Nous insistons sur le fait que, quelle que soit la nature de la matrice choisie, elle doit impérativement être suffisamment ductile afin de pouvoir aisément la déformer et la galber pour obtenir, et éventuellement forcer, un bon point de contact, et cela n'est pas toujours faisable avec toutes les matrices.

Signalons ici quelques matrices à usage spécial pour les composites de la classe II. Il s'agit de matrices transparentes qui permettent de polymériser à travers elles par voie latérale. Citons, parmi d'autres, la matrice « Contact Molar Band » en polyester de la firme Vivadent, le système de matrice postérieure de la firme Hawé (fig. 5-26), ainsi que l'Automatrix transparent de la firme Caulk.

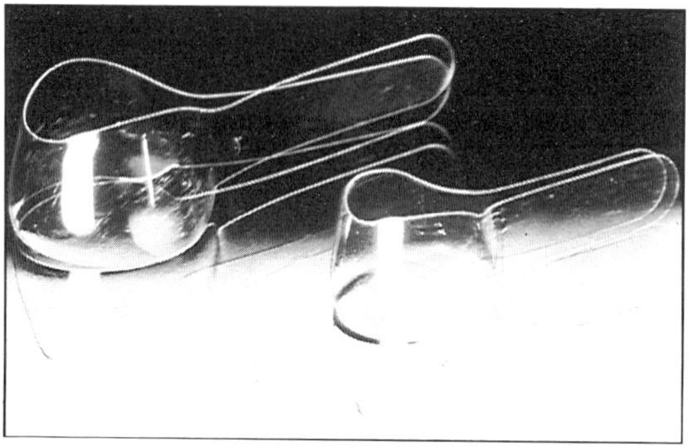

**Fig. 5-26.** Le système matrice postérieure de Hawé. *(Document aimablement mis à notre disposition par la firme Hawé-Néos, Suisse.)*

Le désavantage d'une matrice transparente en polyester réside dans l'impossibilité de la préformer pour assurer un bon point de contact. Cependant, si celui-ci n'est pas obtenu, mais réalisable en exerçant une légère pression sur la face interne de la matrice, on peut s'en contenter car nous pourrons obtenir le contact en cours d'obturation, comme nous le verrons ci-après.

Si le point de contact n'est finalement pas réalisable en faisant usage d'une matrice transparente, il faut se résoudre à faire appel à une matrice métallique traditionnelle. Dans ce cas, on perd malheureusement les avantages de la polymérisation par voie latérale. On pourrait également, dans ce cas, se décider, et décider son patient, à utiliser un bon amalgame, mais comme nous l'avons signalé, cette décision doit avoir été prise avant de tailler le biseau amélaire.

## Placement de la matrice et du coin de serrage

La matrice sélectionnée une fois placée au moyen de son système de fixation qui lui est propre, un coin de serrage est intercalé entre elle et la dent voisine pour parfaire l'ajustage gingival et opérer un léger écartement des deux dents. Nous parlons intentionnellement d'un coin de serrage et non d'un coin en bois, comme il est d'usage. En effet, nous préconisons d'utiliser un coin de serrage particulier en plastique transparent : Luciwedge, que la firme Hawé-Néos a mis récemment sur le marché (fig. 5-27). Sa transparence, tout comme celle de la matrice, permet le passage des rayons polymérisants et autorise le praticien à polymériser une première portion de composite insérée dans le fond du box proximal, comme nous le verrons ci-après.

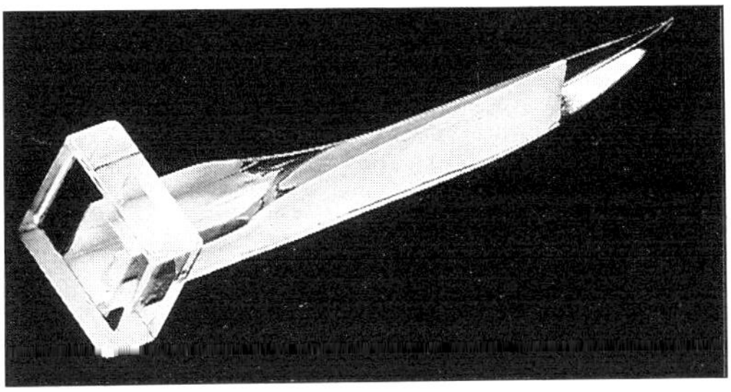

**Fig. 5-27.** Le coin « Luciwedge » de Hawé. *(Document aimablement mis à notre disposition par la firme Hawé-Néos, Suisse.)*

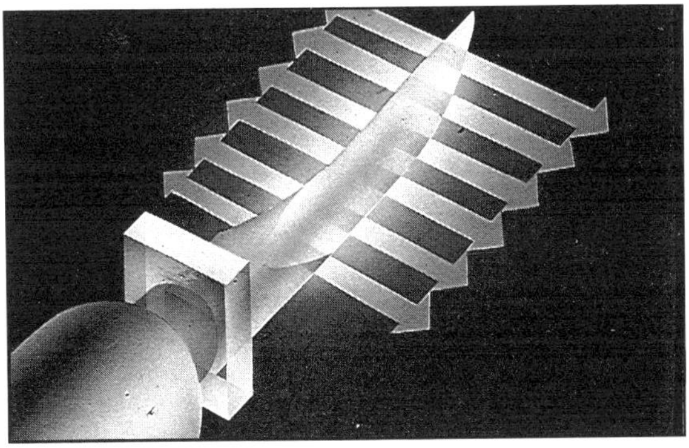

**Fig. 5-28.** Déviation de la lumière incidente vers les faces latérales du Luciwedge. *(Document aimablement mis à notre disposition par la firme Hawé-Néos, Suisse.)*

La structure de ce coin permet, selon le fabricant, de dévier de 90 à 95 % de la lumière incidente vers les faces latérales (fig. 5-28). Selon LUTZ et coll., 1987, l'amélioration de l'étanchéité du bord gingival, par suite de l'utilisation de ce coin spécial, est significative.

Le coin de serrage doit nécessairement rentrer à frottement dur, mais sans déformer la matrice ni lui faire perdre le contact avec la dent voisine. Il n'est peut-être pas hors de propos de signaler ici que certains praticiens placent un coin interdentaire bien serrant, déjà avant de procéder à la taille de la cavité, dans le but d'obtenir un léger écartement des dents et, ultérieurement, un meilleur point de contact. Au fur et à mesure de l'avancement du traitement, le coin est progressivement enfoncé davantage.

Après la mise en place du coin de serrage définitif et la vérification du point de contact, il y a lieu de contrôler très soigneusement la perfection de l'ajustage de la matrice au bord gingival. Dans ce but, on essaie de forcer la pointe d'une sonde dans l'interstice matrice-bord gingival et, si on n'y parvient pas, il y a peu de chance que le composite puisse fuser par là au moment de la condensation.

## Application de la résine de liaison

En ce qui concerne l'agent de liaison dentinaire, nous avons signalé que son placement sur les parois du box proximal nous semblait intéressant au cas où l'absence d'émail au bord gingival de la cavité proximale ne permettait pas le mordançage ni, par conséquent, d'assurer l'adhérence du composite. Si on en prévoit l'utilisation, il est évidemment plus aisé de l'appliquer avant de placer la matrice, sauf si on emploie un adhésif à base d'esters phosphorés, tel le Scotchbond, qui est appliqué également sur l'émail mordancé périphérique. A défaut, on l'enduit de résine de liaison amélaire.

Un point de controverse s'est installé ici. Faut-il placer la matrice avant l'enduction de la résine de liaison ou faut-il d'abord recouvrir l'émail mordancé de résine et placer la matrice après? Les deux procédés ont leurs avantages et leurs inconvénients. Nous croyons qu'il est préférable de d'abord placer la matrice, car ainsi la résine ne pourra pas, ou difficilement, se répandre au-delà du bord gingival grâce à la matrice bien serrée. Sans elle, le débordement serait presque inévitable, passerait probablement inaperçu et compromettrait son ajustage, une fois la résine durcie.

Répétons ici ce que nous avons dit précédemment, qu'il y a lieu de veiller à ce que la résine de liaison ne s'accumule pas dans les angles de la cavité. En effet, la présence de gouttelettes de résine non chargée au niveau de l'angle cavo-surface, qui constituera ultérieurement le joint périphérique, créerait des problèmes pour celui-ci. Un léger jet d'air comprimé dispersera aisément la formation de ces gouttelettes. Si on fait usage d'un adhésif dentinaire à base d'esters phosphorés (voir tableau II), on pourra également en enduire l'émail, sans plus faire appel à la résine de liaison amélaire. Après vérification ultime de la régularité de la couche de résine de liaison, nous l'exposons aux rayons de la lampe halogène pendant une petite dizaine de secondes aux fins de polymérisation.

## Mise en place et polymérisation du composite

On aura fait son choix du composite à utiliser parmi les hybrides dont les plus connus en Europe sont mentionnés au tableau VII. Il ne faut pas trop s'attarder à vouloir trouver la teinte appropriée, car l'esthétique ne joue pas un rôle prépondérant ici. De toute façon, il n'est pas préjudiciable d'avoir un léger décalage avec la teinte de l'émail environnant, car cela permettra de mieux repérer les contours de la cavité au moment de la finition de la restauration.

Il va de soi que l'obturation d'une cavité de la classe II doit se faire par petites portions successives dont le prélèvement est grandement facilité par le conditionnement actuel du composite en tube-seringue. Les portions prélevées sont, soit insérées directement dans la cavité à l'aide d'un instrument, de préférence en plastique, soit injectées à l'aide de l'un ou l'autre système de seringue dont nous avons parlé précédemment.

On place une première portion dans le fond du box proximal et on l'y condense avec le bout arrondi du fouloir. On l'irradie pendant 30 secondes en mettant l'embout de la lampe halogène contre l'extrémité du coin Luciwedge (fig. 5-29). Les rayons, déviés latéralement, auront ainsi tendance à attirer la rétraction de prise du composite vers le bord gingival, ce qui contribuera à éviter l'apparition d'une faille rétractionnelle, tant redoutée au bord gingival (fig. 5-30).

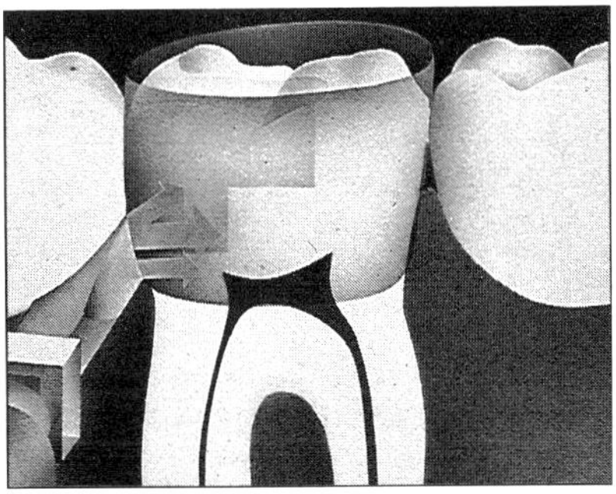

**Fig. 5-29.** Polymérisation par irradiation *via* le Luciwedge. *(Document aimablement mis à notre disposition par la firme Hawé-Néos, Suisse.)*

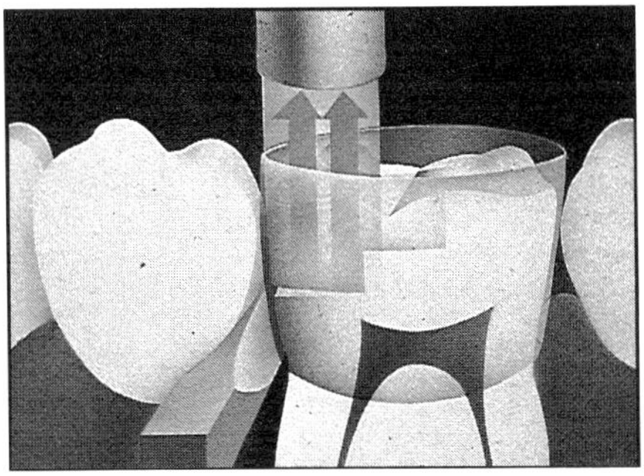

**Fig. 5-30.** L'irradiation par voie occlusale crée une faille rétractionnelle au niveau de la paroi gingivale. *(Document aimablement mis à notre disposition par la firme Hawé-Néos, Suisse.)*

On place ensuite une deuxième portion dans la moitié vestibulaire du box, en veillant de bien la condenser pour qu'elle s'accole correctement à la première portion. On l'irradie pendant 30 secondes en plaçant l'embout de la lampe halogène latéralement contre la matrice transparente. La rétraction de prise du composite s'opérant dans le sens de la source lumineuse, le matériau aura tendance à s'appliquer contre la paroi vestibulaire et, ici aussi, le risque de création d'une faille rétractionnelle sera diminué.

Une troisième portion ira combler la moitié palatine/linguale du box et on veillera, une fois de plus, à bien la condenser pour éviter des vides entre elle et les deux portions précédentes. En condensant cette portion, il faudra surveiller la perfection du point de contact. En cas de doute, une aide précieuse pourra être apportée en faisant usage du fouloir en polycarbonate transparent de Polydent. On utilise cet instrument pour exercer une pression latérale contre la matrice, dans le but de la maintenir au contact de la dent voisine, tout en comblant cette partie de la cavité jusqu'à hauteur du point de contact qu'on est en train de forcer. Étant donné la transparence de l'instrument, celui-ci n'empêchera que modérément le passage des rayons polymérisants. Il suffit d'irradier cette portion pendant un temps un peu plus long, et ce, cette fois, en plaçant l'embout de la lampe halogène buccalement contre la matrice, au niveau de la portion à polymériser. Cette manœuvre exige une certaine dextérité ou d'être ambidextre, mais le résultat est à ce prix.

Cette portion une fois polymérisée et durcie et le point de contact étant réalisé, on peut achever l'obturation de la partie occlusale en foulant ou injectant la quantité adéquate de composite. On peut éventuellement parachever la condensation avec la pulpe de l'index, après interposition d'un morceau de matrice en polyester. Si l'on désire déjà ébaucher la forme anatomique de la face occlusale, nous conseillons de faire usage de l'instrument spécialement fabriqué à cet effet par la firme Vivadent.

Cet instrument possède aux extrémités un triple dispositif permettant aussi bien la condensation du composite que le profilage des sillons occlusaux.

On polymérise ensuite pendant 30 à 40 secondes, en orientant cette fois le tube de la lampe halogène verticalement vers la face occlusale.

Si la surface de la restauration à polymériser est plus étendue que celle de l'embout du tube d'irradiation, ce qui pour une molaire est fréquemment le cas, il ne faut pas promener continuellement l'appareil à la surface. Il est de loin préférable de le maintenir en place pendant le nombre de secondes requises et de le déplacer en un second temps pour polymériser la portion adjacente.

Il faut veiller également, lorsqu'on polymérise à travers une matrice en polyester, d'orienter le tube d'irradiation le plus perpendiculairement possible à la masse à polymériser de façon à éviter la déflexion d'une partie des rayons au moment où ils traversent le polyester. Cet incident pourrait influencer défavorablement le profil de polymérisation du composite.

Ajoutons, une fois de plus, qu'il faut être circonspect en ce qui concerne la durée d'irradiation. Les fabricants ont un peu trop tendance à valoriser leur produit en certifiant l'inutilité de temps d'irradiation trop longs. Une exposition plus longue aux rayons ne peut qu'améliorer la valeur structurelle du composite et ne peut lui nuire en aucune façon. Dans cet ordre d'idées, il faut également tenir compte de la teinte du composite, car les teintes plus sombres, telles le jaune, le gris, le brun et surtout l'opaque, exigent un allongement de la durée d'irradiation pouvant aller jusqu'à devoir la doubler.

Répétons ici également que lors de l'emploi de composites polymérisables à la lumière visible, il faut veiller à contrôler l'intensité de l'éclairage ambiant, et surtout du scialitique du poste de travail, si l'on ne veut pas être surpris par un début de polymérisation du composite en voie de placement.

Une technique un peu particulière s'impose lorsqu'il s'agit d'obturer une cavité MOD, pour laquelle l'obtention des points de contact est généralement considérée comme problématique, à cause, entre autres, du placement simultané de deux coins interdentaires. Nous inspirant d'une idée de SIMONSEN, 1985, nous proposons la technique suivante pour l'obturation, non seulement d'une cavité, mais de deux cavités MOD contiguës dans la même séance.

Prenons comme exemple la restauration des 45 et 46 (fig. 5-31) :

***Premier temps.***

*a)* Placer une matrice circulaire transparente autour de la 46;

*b)* Insérer un coin Luciwedge, à effet séparateur, entre la 46 et la 47;

*c)* Obturer la moitié distale de la cavité de la 46, en appliquant la technique décrite ci-devant;

*d)* Retirer le coin interdentaire après durcissement du composite.

***Deuxième temps.***

*a)* Maintenir la matrice en place;

*b)* Insérer un coin Luciwedge, à effet séparateur, entre la 46 et la 45;

*c)* Obturer la moitié mésiale de la cavité de la 46;

*d)* Retirer le coin interdentaire après durcissement du composite.

***Troisième temps.***

*a)* Placer une matrice circulaire transparente autour de la 45;

*b)* Insérer un coin Luciwedge, à effet séparateur, entre la 46 et la 45;

*c)* Obturer la moitié distale de la cavité de la 45;

*d)* Retirer le coin interdentaire après durcissement du composite.

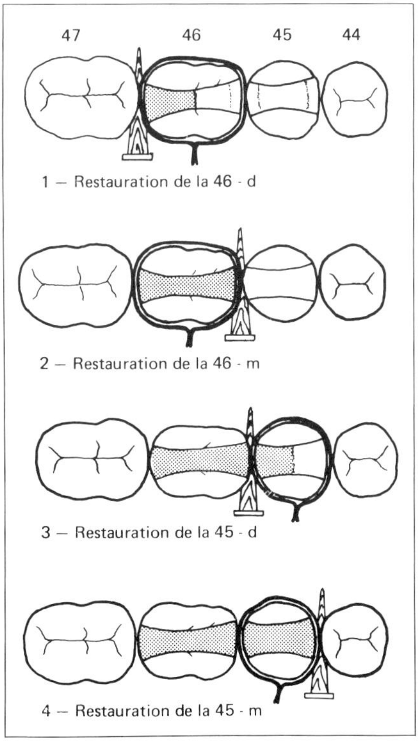


**Fig. 5-31.** Obturation de deux cavités MOD contiguës dans la même séance.

*Quatrième temps.*

*a)* Maintenir la matrice en place;

*b)* Insérer un coin Luciwedge, à effet séparateur, entre la 45 et la 44;

*c)* Obturer la moitié mésiale de la cavité de la 45;

*d)* Retirer le coin interdentaire après durcissement du composite.

Étant donné la longueur de cette intervention, il est tout à fait indispensable d'avoir placé la digue pour isoler les deux dents à obturer ainsi que les deux voisines. Il va sans dire aussi qu'après l'obturation de la première dent, rien ne s'oppose à interrompre la séance. Quoi qu'il en soit, les premières retouches de dégrossissage et surtout le contrôle de l'occlusion s'imposent avant de renvoyer le patient.

Simonsen et Kanca, 1987, ont démontré, *in vitro*, qu'une irradiation complémentaire de 20 secondes de toutes les surfaces accessibles, après avoir enlevé la matrice et, éventuellement, après avoir effectué les retouches, augmentait significativement la dureté du composite et, dès lors, vraisemblablement sa résistance à l'usure. Nous ne pouvons que conseiller cette pratique.

Un danger non négligeable pouvant survenir lors de l'obturation des cavités de la classe II, dont nous avons déjà parlé, est la fusée du composite dans l'espace interproximal. Cet accident est peut-être moins fréquent que lors l'obturation à l'amalgame, qu'on condense généralement avec plus de vigueur, mais lorsqu'on s'en aperçoit le durcissement plus avancé du composite rend son élimination plus laborieuse. Il faut donc être extrêmement vigilant à cet égard et tout mettre en œuvre pour éviter cet accident. Le test de la sonde, que nous avons mentionné, est une utile précaution, mais en cas de doute postopératoire sur l'éventualité d'un débordement interproximal, fréquemment sous-gingival, il faut instaurer un contrôle radiographique et ne pas hésiter à enlever d'obturation si cela s'avère indispensable à l'élimination du débordement.

Ajoutons pour terminer que si, par manque de possibilité d'obtention du point de contact avec une matrice transparente insuffisamment façonnable, on s'est vu obligé d'avoir recours à une matrice métallique, il faudra également bâtir l'obturation graduellement par portions, mais cette fois en plaçant le composite par couches successives relativement minces qu'on polymérise séparément l'une après l'autre, par voie occlusale.

## Considérations finales concernant les obturations postérieures

La question qui surgit tout naturellement est de savoir s'il est opportun de confier au composite la restauration d'une cavité de la classe II. Nous avons longtemps hésité à donner une réponse affirmative, car l'usure prématurée du composite constitue pour lui un désavantage par rapport à l'amalgame. Nous sommes heureusement en mesure d'ajouter que l'amélioration actuellement très rapide de la qualité de certains composites, dans ce domaine particulier, nous donne l'espoir de voir se rapprocher l'équivalence entre les deux matériaux. En attendant les résultats des expériences cliniques de plus longue durée, il faudrait peut-être se limiter à des petites obturations mono- ou bi-faces dans les molaires ou de préférence encore dans des prémolaires, qui possèdent des contacts occlusaux équilibrés avec leurs antagonistes. De toute façon, si nous cédons à une exigence d'un patient, n'omettons pas de lui signaler l'inconvénient d'une dégradation éventuellement plus rapide.

## LA TECHNIQUE DE LA CHIMIOPOLYMÉRISATION

Étant donné que certains praticiens ne se sont pas encore convertis à la technique améliorée de la photopolymérisation, il nous semble indispensable de compléter ce chapitre par quelques conseils d'utilisation de la chimiopolymérisation.

Énormément de données concernant la pose du composite et sa polymérisation sont identiques pour les deux techniques, aussi nous bornerons-nous ici à quelques remarques complémentaires d'application à la technique de la chimiopolymérisation.

### Nature du composite

La substance de base de ce type de composite n'est guère différente de celle des matériaux photopolymérisables. Ce qui diffère c'est le système catalytique, dont nous avons parlé brièvement au chapitre précédent. Nous avons également signalé les inconvénients du système, au sujet desquels nous désirons attirer, une nouvelle fois, l'attention des utilisateurs. Ils sont de quatre ordres :

— la nécessité de mélanger deux pâtes, d'où risque d'incorporation d'air et danger de création de porosités;
— la perte de temps engendrée par ce mélange;
— le temps de travail fort limité par suite du temps de prise très court;
— le temps d'attente du durcissement prolongé.

Le choix à faire parmi les composites de ce type est moins grand. Bien que les principales firmes productrices maintiennent encore la fabrication d'un composite pour dents antérieures et qu'ils l'ont d'ailleurs également amélioré, toutes ne se soucient pas de fabriquer un composite spécialement destiné aux dents postérieures (voir tableau VII).

## Mode d'emploi clinique

### La résine de liaison

La résine de liaison amélaire chimiopolymérisable se prépare en prélevant, selon la superficie à couvrir, une ou deux gouttes de chacun des deux flacons, contenant respectivement la résine de base et les produits complémentaires permettant la catalyse et la polymérisation. On dépose ces quelques gouttes dans un godet prévu à cet effet et on les mélange à l'aide du pinceau à mono-usagc ou d'un pellet, dont on se sert ensuite pour l'application de la résine sur toutes les zones mordancées. Il faut étaler la résine de liaison avec délicatesse pour ne pas détruire le fin treillis amélaire en voie de formation. Cette remarque vaut surtout pour le cas où on estime devoir placer une seconde couche de résine. Il faut également veiller à ce que la résine ne s'accumule pas dans les angles de la cavité. La présence de gouttelettes de résine non chargée est particulièrement à craindre au niveau du bord gingival d'une cavité proximale, car elles y créeraient des points faibles dans le joint périphérique. On parvient à étaler assez facilement la résine en faisant usage d'un léger jet d'air comprimé.

Cette résine également est autopolymérisante, mais il ne faut pas attendre son durcissement complet pour préparer et placer le composite à son contact. Celui-ci se liera plus facilement dans la mesure où l'agent de liaison n'est pas encore durci.

Si on désire faire, en outre, usage d'un adhésif dentinaire — et nous l'avons conseillé dans le cas d'absence d'émail mordançable au niveau du bord cervical de certaines cavités — deux remarques s'imposent. En premier lieu il faut faire usage, de préférence, d'un agent de liaison à base d'esters phosphorés (revoir le tableau III). Ce dernier type d'adhésif est, en effet, aussi valable pour la dentine que pour l'émail et procure la facilité de pouvoir faire usage d'un seul produit adhésif pour enduire les deux tissus. En second lieu, il convient de lire attentivement le mode d'emploi de l'agent de liaison car certains d'entre eux, qui opèrent leur durcissement par évaporation d'un diluant, exigent de placer une seconde couche d'adhésif pour combler d'éventuels manques créés par l'évaporation.

### Préparation et temps de prise du composite

Après la mise en place de la résine de liaison amélaire et/ou dentinaire, on procède à la préparation du composite. Certains d'entre eux, notamment les plus anciens, sont présentés en deux petits godets, d'une contenance de ± 28 g chacun, et dont l'un contient la pâte « universal », pourvue de l'activateur, et l'autre la pâte « catalyst », pourvue de l'initiateur de catalyse. C'est le mélange des deux pâtes qui initie la réaction entre les deux molécules catalytiques et qui enclenche la polymérisation. Avant de prélever de la pâte, on a longtemps conseillé de l'homogénéiser en la spatulant pendant quelques secondes, car on craignait que les particules de charge les plus lourdes ne se soient enfoncées petit à petit dans la masse. Si cela reste peut-être valable pour les composites de première génération, il est douteux que ce soit encore utile pour les composites actuels qui contiennent des charges nettement plus légères. On prélève une quantité égale des deux pâtes au moyen de la spatule qui servira, immédiatement après, pour le malaxage. Afin de ne pas introduire des parcelles de l'une pâte dans le récipient de l'autre, on aura soin d'utiliser successivement l'une et l'autre des extrémités de la spatule.

A l'heure actuelle, la plupart des composites sont présentés en tube ou en seringue. Ce conditionnement facilite grandement la manipulation car, sans risque de contamination, les pâtes sont directement expulsées de leur tube respectif sur le bloc de mélange.

On dépose l'une portion au-dessus de l'autre sur un bloc de papier prévu pour le malaxage (fig. 5-32-1). Dans un premier temps, on les fait s'interpénétrer en tapotant la masse avec la spatule (fig. 5-32-2). On la mélange ensuite en la repliant à plusieurs reprises sur elle-même (fig. 5-32-3). On procède à un nouveau tapotement pour aplatir la petite masse (fig. 5-32-4) que l'on plie et replie une nouvelle fois à plusieurs reprises sur elle-même (fig. 5-32-5).

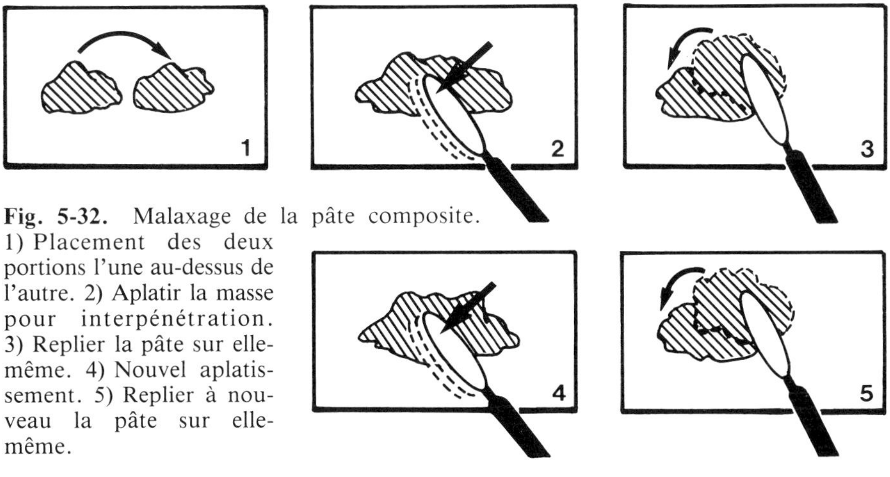


**Fig. 5-32.** Malaxage de la pâte composite. 1) Placement des deux portions l'une au-dessus de l'autre. 2) Aplatir la masse pour interpénétration. 3) Replier la pâte sur elle-même. 4) Nouvel aplatissement. 5) Replier à nouveau la pâte sur elle-même.

Cette technique a pour objectif de diminuer le danger d'incorporation d'air et de création de porosités. Le temps de malaxage ne devrait pas dépasser 15 secondes; un prolongement risque d'incorporer trop d'oxygène, dont la présence exerce un effet inhibiteur sur la polymérisation du composite.

Il faut absolument tenir compte du fait que le durcissement du composite se fait très rapidement. Le temps de travail ne dépasse guère la minute, aussi faut-il avoir terminé le malaxage en 15 secondes pour pouvoir disposer de 45 secondes pour la mise en place dans la cavité. Ce laps de temps est généralement suffisant pour l'obturation d'une classe I ou V ou même pour celle d'une classe III.

Pour la restauration d'une classe II et IV, la chose est moins aisée et oblige généralement le dentiste à opérer en deux ou trois temps pour éviter le danger de dépassement du temps de travail. En effet, au-delà de cette limite assez restreinte, on ne peut plus toucher au composite en voie de durcissement de peur de perturber sa structure et dès lors d'influencer défavorablement ses propriétés.

## Le choix des matrices

Mise à part la cavité de la classe I, toutes les autres exigent le concours d'une matrice pour une obturation correcte. Les matrices que nous avons mentionnées pour les composites photopolymérisables sont également utilisables ici, à l'exception des matrices transparentes en polyester pour classes II. En effet, si ces dernières sont très utiles pour les composites photopolymérisables, elles sont totalement contre-indiquées ici, vu que leur manque de ductilité engendre fréquemment des difficultés d'obtention d'un bon point de contact. Dès lors, pour ces cavités, les matrices métalliques, généralement employées pour l'amalgame, rendront de meilleurs services. Pour les classes III et IV, les matrices transparentes sont toutefois indispensables pour pouvoir se rendre compte de la perfection de la mise en place du composite.

## La mise en place du composite et son durcissement

*a)* **La classe III.**

La classe III fut, de tout temps, celle pour laquelle les matériaux esthétiques étaient plus particulièrement destinés et le composite chimiopolymérisable fut dès l'abord considéré comme matériau de choix. En général, la restauration de cette cavité s'opère suffisamment vite pour ne pas poser de problèmes majeurs. La technique reste pratiquement identique à celle décrite pour les composites photopolymérisables, sauf qu'aussi bien la résine de liaison que le composite durcissent automatiquement sans intervention de rayons. Il suffit de mettre le composite en place, de l'enserrer dans la bandelette-matrice et de le laisser durcir. Pour ce faire on dispose de 45 secondes. Après 5 à 7 minutes, la matrice peut être enlevée et on peut procéder aux premières retouches de dégrossissage.

*b)* **La classe V.**

La technique de mise en place que nous avons décrite pour le composite photopolymérisable ne diffère guère de celle à appliquer ici, mis à part évidemment le fait qu'après avoir placé la matrice cervicale, on maintient la pression sur elle pendant les premières minutes du durcissement qui, répétons-le, s'opère automatiquement.

*c)* **La classe IV.**

La dimension d'une cavité de la classe IV peut varier considérablement selon qu'il s'agit d'un petit angle fracturé ou d'une carie importante englobant l'angle incisif.

En ce qui concerne l'angle fracturé, il ne se pose pas de grands problèmes de restauration. Celle-ci se réalise aisément avec un composite chimiopolymérisable. Après avoir préparé, essayé et percé une coiffe-matrice, comme décrit précédemment, et après avoir enduit l'émail mordancé de résine de liaison, on remplit la coiffe de composite, préparé par malaxage, et on l'insère en place. Il faut, toutefois, veiller à ce qu'elle reprenne correctement la position prévue lors de l'essai. Un coin de bois préparé d'avance est intercalé pour parfaire le travail. A ce moment on voit généralement, débordant tout autour de la coiffe, quelques petites fusées de composite qu'on a intérêt à éliminer avant leur durcissement. On maintient fermement la coiffe-matrice entre le pouce et l'index en veillant toutefois à ne pas déformer la restauration en voie de durcissement.

A partir d'une certaine dimension de cavité, la chose devient plus difficile car, dans ce cas, il faudrait d'abord placer une partie du composite préparé dans la cavité et une autre dans la coiffe avant de glisser celle-ci en place. Cependant, on rencontre bien souvent des difficultés pour repositionner exactement la coiffe-matrice ainsi chargée. Si dans cette éventualité il faut la retirer, le durcissement de la pâte rendra impossible la remise en place. C'est pourquoi pour une cavité plus importante il vaut mieux avoir recours au composite photopolymérisable ou bien appliquer la méthode par injection.

Pour ce faire, après avoir adapté et essayé la coiffe-matrice, celle-ci est percée, à l'endroit le mieux approprié de la face palatine, d'un orifice suffisamment important pour permettre l'introduction de l'embout de la seringue (fig. 5-33). On recouvre l'aire mordancée d'une couche de résine de liaison, on place la coiffe-matrice et on en assure la fixation en position correcte au moyen d'un coin de bois bien serrant, qui empêchera, en outre, que on est en mesure de réajuster la matrice avant de procéder à la pose de la fraction occlusale.

Lutz et Kull, 1980, ont préconisé cette technique en deux temps, mais en l'occurrence en faisant usage de deux composites possédant des propriétés différentes, l'un, radio-opaque pour la cavité proximale, l'autre d'une qualité mieux adaptée aux exigences posées par l'obturation d'une face occlusale, soit plus résistant et plus esthétique. A l'heure actuelle, on peut, certes, retenir cette technique, mais nous pensons que l'amélioration des qualités de certains composites ne semble plus devoir imposer cette dualité de matériaux.

On peut, pour la restauration d'une classe II, obtenir également de bons résultats, sinon des meilleurs, en adoptant la technique d'injection à l'aide d'une seringue, technique décrite ci-devant pour l'obturation d'une cavité de la classe IV. La difficulté réside toutefois dans le fait qu'une fois la pâte malaxée, la mise en seringue prend un certain temps. Heureusement, cette petite perte de temps sera compensée par le fait que la pose du composite avec une seringue s'opère plus rapidement qu'à la spatule. De toute façon on peut toujours opérer en deux temps, mais, avec un peu d'adresse, il n'est pas impossible de réussir à le faire en une seule opération.

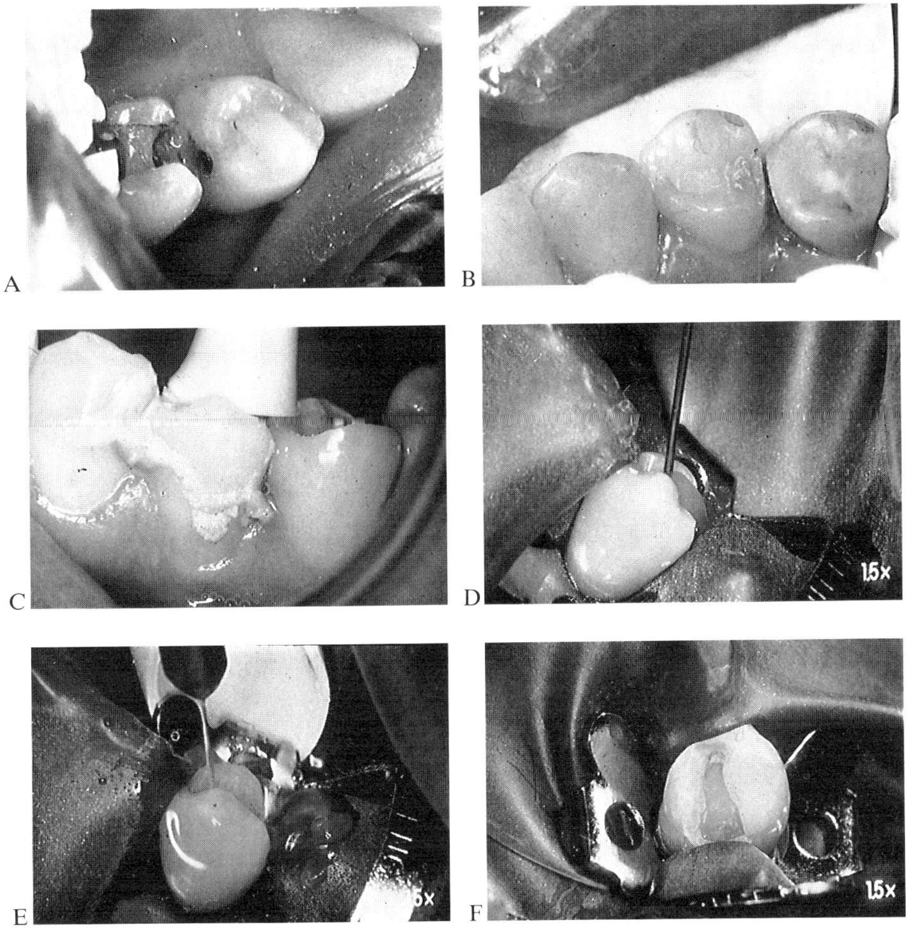


**Fig. 5-36.** Première phase de la mise en œuvre de la restauration d'une cavité DO dans une 34. *(Documents* P. DELMELLE.*)*

*A)* Découverte d'une cavité distale dans la 34 au cours de la préparation d'une cavité MOD dans la 35.

*B)* Cavité DO préparée et obturation de la 35.

*C)* Nettoyage de la dent au lait de ponce.

*D)* Mordançage acide de l'émail périphérique au moyen du dispositif spécial de Caulk.

*E)* Rinçage et séchage.

*F)* Aspect typique de l'émail périphérique mordancé.

## Bibliographie

APAP (M.), AUBER (M.), Cavités pour composites postérieurs. *In :* Les composites postérieurs. Paris, S.N.P.M.D., édit., 1987.

BAGHERI (J.), DENEHY (G.), Effect of enamel level and restoration lenghts for class IV acid-etch retained composite resin restorative. *J. Amer. Dent. Ass.*, 107 : 951-953, 1983.

BERGVALL (O.), BRÄNNSTRÖM, Measurements of the space between composite resin fillings and the cavity walls. *Swed. Dent. J.*, 64 : 217, 1971.

CHAN (K.), BOYER (D.), Curing light-activated composites through dentin. *J. Dent. Res.*, 63 (Special Issue, Abstr. n° 1090), 1984.

DEGRANGE (M.), BEHIN (P.), THEIMER (K.), Structure des composites postérieurs, composition et propriétés. *In :* Les composites postérieurs. Paris, S.N.P.M.D., édit., 1987.

FORSTEN (L.), VÄLIAHO (M.), Transverse and bondstrength of restorative resins. *Acta Odont. Scand.*, 29 : 527-537, 1971.

FORSTEN (L.), Injection technique for composite fillings. Congrès d'Ostende, 1978.

JACOBSEN (Ph.), Extending the working time of light-activated composite restorative materials. *Brit. Dent. J.*, 160 : 162-165, 1986.

JÖRGENSEN (K.), SHIMOKOBE (H.), Adaptation of resinous restorative materials to acid etched enamel surfaces. *Scand. J. Dent. Res.*, 83 : 31-36, 1975.

JÖRGENSEN (K.), HISAMITSU (H.), Porosity in microfilled restorative composites cured by visible light. *Scand. J. Dent. Res.*, 91 : 396-405, 1983.

KANCA (J.), Maximizing the cure of posterior light-activated resins. *Quintess. Int.*, 16 : 345-347, 1985.

LAMBRECHTS (P.), AMEYE (C.), VAN HERLE (G.), Conventional and microfilled composite resin. Part II : Chip fracture. *J. Prosth. Dent.*, 48 : 527-538, 1982.

LAMBRECHTS (P.), VUYLSTEKE (M.), VANHERLE (G.), DAVIDSON (C.), Quantitative *in vivo* wear of posterior dental restorations. Four-year results. *J. Dent. Res.*, 64 (Special Issue, Abstr. n° 1759) : 370, 1985.

LASFARGUES (J.), LUSARDI (L.), Les composites postérieurs. *Actualités Odonto-Stomat.*, 155 : 365-422, 1986.

LLOYD (C.), BAIGRIE (D.), JEFFREY (L.), The tensile strength of composite repairs. *J. Dent.*, 8 : 171-177, 1980.

LUI (J.), MASUTANI (S.), SETCOS (J.), LUTZ (F.), SWARTZ (M.), PHILLIPPS (R.), Margin quality and microleakage of class II composite resin restorations. *J. Amer. Dent. Ass.*, 114 : 49-54, 1987.

LUTZ (F.), KULL (M.), The development of a posterior tooth composite system. *In vitro* investigation. *Helv. Odont. Acta*, 24 : 455-483, 1980.

LUTZ (F.), KREJCI (I.), LUESCHER (B.), OLDENBURG (T.), Amélioration d'adaptation margino-proximale des restaurations de la classe II en composite par utilisation des coins proximaux photo-conducteurs. *Odontologia,* 8 (1) : 55-61, 1987.

McLEAN (J.), The use of glass ionomere cements in bonding composite resins to dentine. *Brit. Dent. J.*, 158 : 410-414, 1985.

MICHOTTE-THEALL (B.), VREVEN (J.), Clinical evaluation of a posterior composite : 4-year report. *J. Dent. Res.*, 67 (Special Issue, Abstr. n° 209), 1988.

POWERS (J.), RYAN (M.), HOSKING (D.), GOLDBERG (A.), Comparison of *in vitro* and *in vivo* wear of composite. *J. Dent. Res.*, 62 : 1089-1091, 1983.

REISBICK (M.), BRODSKX (J.), Strength parameters of composite resins. *J. Prosth. Dent.*, 26 : 178-185, 1971.

RUYTER (I.), SJOVIK (I.), Light-activated restorative resin materials : sensitivity to ambient light. *J. Dent. Res.*, 63 (Abstr. n° 66) : 579, 1984.

SIMONSEN (R.), Clinical applications of the acid etch technique. Chicago, Quintessence Publishing Co., édit., 1978.

SIMONSEN (R.), LANDY (N.), Preventive resin-restorations. *J. Dent. Res.*, 63 (Special Issue, Abstr. n° 39), 1984.

SIMONSEN (R.), Conservative cavity preparation design. Proceedings Posterior Resin Dental Restorative Materials. Saint-Maarten, Vanherle & Smith, 3M Co., édit., 1985.

SIMONSEN (R.), KANCA (J.), Dureté de surface des composites postérieurs à la suite d'un complément de polymérisation après ajustement occlusal. *Odontologia*, 8 : 27-29, 1987.

WILSON (N.), SMITH (C.), WILSON (M.), Essai clinique d'un composite postérieur photopolymérisable : résultats après 3 ans. *Odontologia*, 8 : 39-48, 1987.

# 6. LA FINITION

## LES RETOUCHES DE DÉGROSSISSAGE

Il est relativement rare que l'une ou l'autre retouche ne soit pas jugée nécessaire au moment de l'enlèvement d'une matrice. Il peut, en effet, y avoir des excès de matériau qui ont fusé sous la pression de la matrice ou de l'index sur elle. Il faut y être particulièrement attentif afin de s'en rendre compte avant le durcissement du composite car, à ce moment, l'élimination du surplus à l'aide d'une sonde est évidemment plus aisée. Par contre, après la prise totale, le composite est extrêmement dur et les excès sont relativement difficiles à éliminer à certains endroits.

En ce qui concerne les composites conventionnels et hybrides, on peut sectionner les débordements peu importants à l'aide d'un bistouri ou, mieux encore, avec un ciseau à composite. Cependant, à l'endroit où ce débordement aura été sectionné, il se sera formé tout naturellement un petit surplomb qu'il s'agira de polir ultérieurement. Ces instruments sont toutefois à déconseiller pour les composites micro-chargés car ils risquent de provoquer des écornures ou « chipping » le long des bords fins. Pour ces composites, et ils sont la majorité, il faudra, dès l'abord, faire usage de fraises diamantées.

Après l'élimination des débordements, sans encore en affiner les arêtes éventuelles, il y aura lieu de rechercher les surocclusions au papier d'articulation. Si, pour les dents antérieures (fig. 6-1), il ne semble pas y avoir de problèmes particuliers, pour les restaurations des molaires et prémolaires, il faudra être plus circonspect. On a tout intérêt à ce que le composite ne subisse aucune surcharge de nature attritionnelle. L'idéal serait d'arriver à ce qu'il ne rencontre aucun contact en occlusion centrique, tout en obtenant que, lors des mouvements de circumduction, les antagonistes trouvent un contact d'intensité égale au niveau du matériau de restauration et au niveau de la structure dentaire occlusale environnante. On pourrait suggérer de supprimer en premier lieu, par meulage, les endroits marqués par le papier d'articulation sur le composite lui-même lors de la fermeture de bouche en occlusion centrique et, ensuite, par petites retouches délicates, aussi bien sur le composite qu'éventuellement sur la dent elle-même, de chercher à établir une face occlusale en contact bien équilibré, lors de l'exécution de mouvements de circumduction répétés.

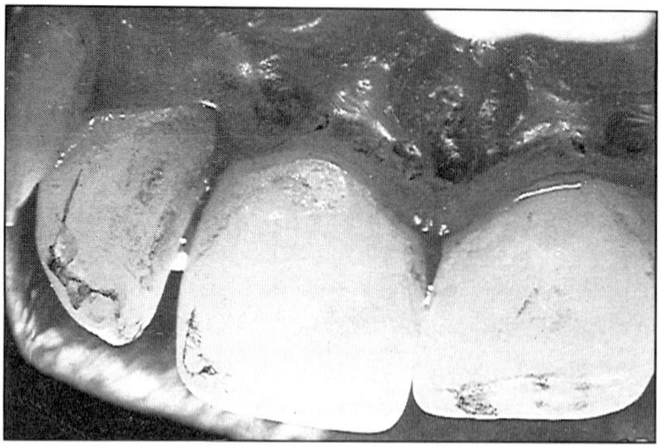

**Fig. 6-1.** Recherche des surocclusions à l'aide du papier d'articulation. *(Document* Y. DELGHUST.*)*

Les retouches importantes ont intérêt à être exécutées avec une petite meulette diamantée à grains fins. Il faut les préférer aux pointes montées en pierre d'Arkansas ou en silicone, encore fréquemment conseillées, mais qui, à défaut des meulettes diamantées, restent toujours valables.

Le dégrossissage des faces vestibulaires ou linguales accessibles peut se faire à l'aide de disques abrasifs Sof-Lex ou Shofu, à grains fins, à vitesse normale (20 000 tr/mn) et à sec.

Pour les composites à microparticules, ainsi que pour les hybrides, il faut faire usage de fraises diamantées ultra-fines. D'après une étude détaillée de LUTZ et coll., 1983, il ne faudrait en aucun cas employer pour ces composites des pointes montées de Miller, ni en pierre d'Arkansas, ni des fraises diamantées ordinaires sur contre-angle conventionnel lent. En effet, le profil irrégulier de ces instruments provoque, surtout à faible vitesse, un martèlement du composite et serait à l'origine de microfractures dans sa masse, sans ajouter les dégâts potentiels infligés à l'émail environnant. Par contre, les fraises diamantées ultra-fines sur contre-angle rapide (150 000 tr/mn), accompagnées impérativement d'un arrosage au spray air-eau, permettent une approche moins percutante pour le composite et moins compromettante pour les bords d'émail. Ces auteurs expriment le souhait que soit mis à la disposition de la profession un jeu de pointes diamantées ultrafines de formes diverses et mieux appropriées, permettant de les utiliser pour les différentes étapes du finissage, allant du dégrossissage d'une face palatine ou occlusale, ou de l'enlèvement de débordements importants, jusqu'au polissage final. Ils estiment que c'est l'outil diamanté de forme adéquate qui est l'instrument le plus indiqué pour toutes les manœuvres. Lambrechts et coll., 1982 *b,* préconisent le Composhape-Set de Intensive (Suisse). Apap et Scherman, 1986, conseillent la fraise en carbure de tungstène munie de 12 lames hélicoïdales.

Quel que soit le choix de l'outil, nous préconisons de ne procéder dans l'immédiat qu'aux retouches de dégrossissage indispensables pour supprimer une surocclusion ou un défaut quelconque qui nuit manifestement à l'esthétique. En effet, nous avons signalé au chapitre traitant de l'hydrodilatation que l'absorption d'eau par le composite ne venait compenser la rétraction de prise que relativement lentement. Avant ce moment, les retouches intempestives et surtout la ré-adaptation des débordements aux bords de la cavité risquent non seulement de provoquer des fractures de prismes d'émail insuffisamment soutenus, mais également de faire chuter des débris de prismes et de la poussière de meulage dans la faille de rétraction. Aussi minime que soit l'amoncellement de ces débris dans cet espace, ils auront tendance à contrecarrer la perfection de l'expansion hygroscopique compensatoire et seront source de discoloration marginale ultérieure.

# LE POLISSAGE

Les composites conventionnels de première génération sont relativement difficiles à polir. Cette difficulté est inhérente à la nature hétéroclite du matériau. Les deux composants principaux, la résine et la charge, possèdent, en effet, une dureté fort dissemblable. Lors du polissage, de même que sous l'effet de l'usure par abrasion ou attrition, la substance entamée préférentiellement est la moins résistante, c'est-à-dire la matrice résineuse. De ce fait, les particules de charge apparaissent graduellement en relief, rendant la surface irrégulière et rugueuse. A la longue, les particules de charge sont arrachées, créant cette fois des petits cratères qui conféreront de nouveau à la surface une structure irrégulière. On n'obtient donc jamais une surface lisse. Avec ces composites, l'aspect initial le plus esthétique est obtenu lorsque le matériau a pu durcir au contact d'une matrice bien adaptée.

Les composites à microparticules de la nouvelle génération sont, à cet égard, nettement meilleurs. Ils offrent, déjà au départ, une surface plus lisse — de là la dénomination anglaise de « smooth surface » qui leur est fréquemment donnée — et ils permettent des retouches et des polissages qui rendent à la surface leur aspect initial. Cela est dû, d'une part, à la nature partiellement organique des particules, et donc plus proche de celle de la matrice, et, d'autre part, à la dimension submicronique des particules de charge.

On recommande, aussi bien pour les composites conventionnels de première génération que pour les microchargés, de faire usage de matériel à polir spécialement conçu dans ce but. Certains fabricants ajoutent dans leur coffret de présentation des bandelettes et des disques abrasifs qui leur semblent les plus appropriés. La firme 3M a mis au point un set de polissage Sof-Lex déjà universellement apprécié (fig. 6-2). Les disques sont pourvus de particules abrasives en oxyde d'alumine enrobées dans une base en polyuréthane. La dureté très prononcée de cet abrasif permet d'attaquer sans peine le quartz du composite. Les disques existent en quatre granulométries différentes, mais Lambrechts et Vanherle, 1982 *b*, déconseillent l'usage des disques aux grains les plus gros (course et medium) car ceux-ci perdent trop facilement leurs particules abrasives qui, entraînées par les mouvements du disque, détériorent la surface plutôt que de la polir. Il vaut mieux agir plus longtemps avec un disque à grains fins. C'est pour une raison similaire d'ailleurs qu'il est contre-indiqué de faire usage de cupules en caoutchouc garnies de pâte à polir car, dans ce cas aussi, les particules abrasives, non fixées sur un support, ont tendance à patiner et à détériorer la surface.

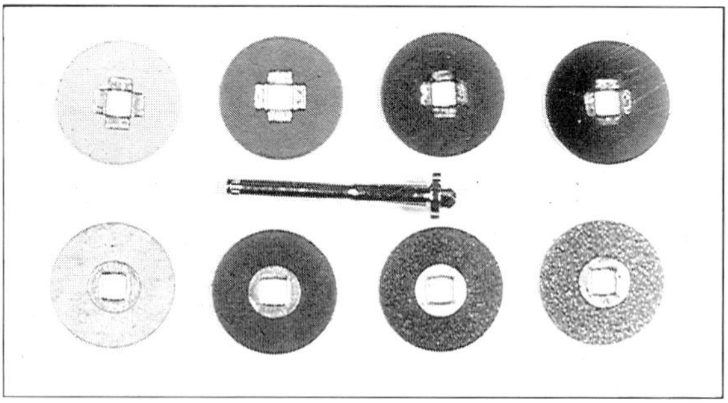

**Fig. 6-2.** Disques à polir Sof-Lex de 3M de grains différents. *(Document* Y. Delghust.*)*

La firme Shofu a également mis sur le marché un set de polissage Super-Snap et Quasi-Midi-Points, spécialement conçu pour le composite et comprenant des disques dont la granulométrie est repérable par un codage-couleur, mais malheureusement pas selon le système ISO (fig. 6-3). Deux particularités méritent d'être signalées. Il y a, d'abord, le moyen de fixation original qui se fait grâce à une minicupule en caoutchouc qui vient s'insérer sur le mandrin, supprimant ainsi la vis métallique de fixation ainsi que le danger, non négligeable, que celle-ci ne griffe la surface du composite. Ajoutons que la firme 3M avait également déjà adapté à ses disques Sof-Lex un système Pop-On similaire. Le second détail intéressant concernant les disques précités est leur dimension réduite, permettant d'atteindre plus aisément les plages en retrait, parfois difficiles à négocier.

Signalons d'autre part les instruments à polir de la firme Vivadent, préconisés par Della-Volpe, 1984, ainsi que ceux de la firme Busch, préconisés par Apap et Scherman, 1986.

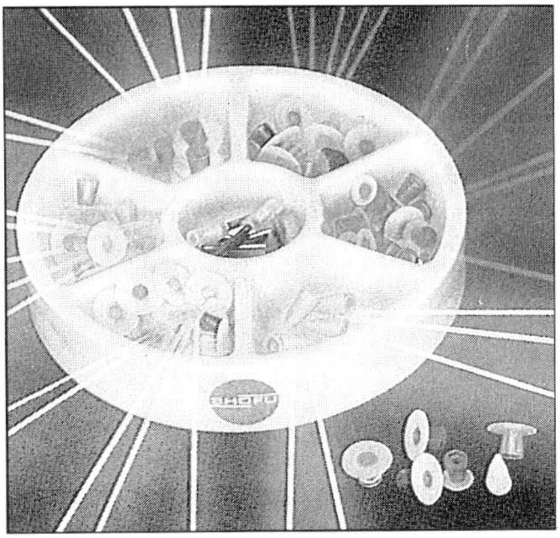

**Fig. 6-3.** Le coffret à polir de Shofu contenant disques, minidisques et pointes d'Arkansas munis d'une cupule pour fixation sur mandrin. *(Document aimablement mis à notre disposition par la firme Shofu, Japon.)*

Il n'est pas indiqué de faire usage de ces disques sous jet d'eau, comme on a trop facilement tendance à le faire. C'est en travaillant à sec qu'on obtient les meilleurs résultats. On a, en outre, pu constater que la chaleur, déjà appréciable, produite par le polissage à sec, n'avait, non seulement, pas d'effet défavorable, mais qu'elle durcissait la surface et la rendait ainsi plus résistante. Cet effet est dû à l'accentuation du degré de polymérisation par cet apport de chaleur, résultant en une augmentation du nombre d'entretoises.

En ce qui concerne le polissage des faces proximales, on fera usage des bandelettes abrasives douces (par exemple Sof-Lex) qu'on fera glisser, non pas en un mouvement de va-et-vient habituel, mais en exerçant une pression sur la bandelette au moment où elle glisse de l'obturation vers le bord de la cavité et en la relâchant au retour. Une pression en sens inverse est exercée pour le bord opposé. On obtient encore plus aisément ce résultat en donnant au mouvement du strip l'allure générale d'un « S » et en le forçant au cours du mouvement *A* (fig. 6-4 et 6-5) contre le bord vestibulaire de l'obturation et la face linguale de la dent voisine, et au cours du mouvement de retour *B*, inversement, contre le bord lingual de l'obturation et la face vestibulaire de la dent voisine.

Si, au moment d'enlever la matrice ou au cours de l'une ou l'autre manœuvre de finissage, une ou deux bulles d'air apparaissaient à la surface du composite, il est aisé de colmater ces mini-cavités avec un peu de composite ou, plus simplement, d'en confier l'obturation au glaze, au cas où on en fait usage (voir ci-après). Il vaut mieux, cependant, surtout s'il y a déjà eu un contact avec la salive, se donner la peine d'agrandir légèrement la petite bulle, de mordancer, de rincer et d'appliquer successivement de la résine de liaison et du composite.

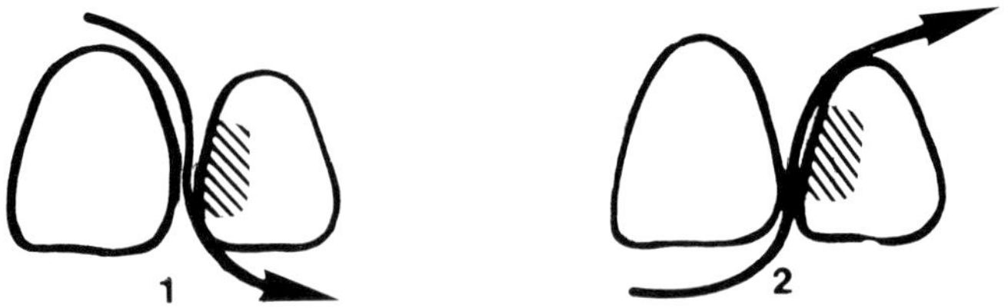


**Fig. 6-4.** Représentation schématique du polissage, à l'aide d'une bandelette abrasive, de la face proximale d'une restauration de la classe III.
1) Mouvement du strip pour le polissage du bord vestibulaire.
2) Mouvement du strip pour le polissage du bord lingual.

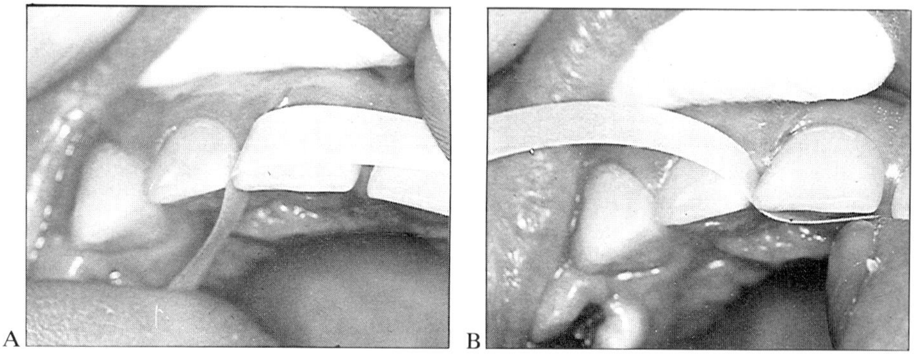


**Fig. 6-5.** Mouvements à imprimer au strip abrasif pour le polissage des bords de l'obturation proximale. *(Documents* Y. DELGHUST.*)*
*A)* pour le bord vestibulaire ; *B)* pour le bord lingual.

## APPLICATION DE GLAZE

Le glaze est une résine de recouvrement destinée à donner à la restauration en composite un aspect glacé lisse et brillant. Dans la majorité des cas, le glaze n'est autre que la résine employée dans la fabrication du composite et qui en constitue la matrice. Il est probable que le produit mis à la disposition de la profession est muni d'une plus grande quantité de résine additionnelle destinée à en réduire la viscosité. A défaut de glaze on peut faire usage de la résine de liaison généralement jointe au conditionnement du composite. Chez Caulk et 3M le glaze et la résine de liaison sont d'ailleurs identiques, ainsi que la résine de scellement prophylactique non chargée.

Il fut un temps où l'application de glaze à la surface d'un composite était fortement conseillée. Il était dit que cela procurait une surface parfaitement lisse, surtout lorsque la restauration avait dû être retouchée et polie. Cet état plus lisse au départ assurait un maintien plus durable de l'esthétique, une moindre détérioration de surface et une accumulation de plaque plus réduite.

Il est évident que le glaze subit des détériorations d'usure dues à l'abrasion et que son maintien se limite à 6 ou à maximum 12 mois. Il semble cependant que l'aspect reste plus lisse et brillant que lorsqu'il n'y a pas eu de recouvrement de glaçage.

La technique d'application correcte exige la pose d'une couche de glaze assez épaisse car, étant donné qu'en surface il reste toujours une petite part de résine non polymérisée par suite de l'action inhibitrice de l'oxygène de l'air ambiant, après l'élimination de celle-ci on risque de ne plus avoir un recouvrement continu de glaze. Ce serait d'ailleurs ce phénomène plutôt que l'usure prématurée qui serait à l'origine de sa disparition parfois constatée après un très court laps de temps. On conseille donc de placer deux couches successives et de laisser durcir la seconde pendant 5 minutes. Il s'agit ici, bien sûr, de résine chimiopolymérisable, car le durcissement de la résine photopolymérisable est obtenu par irradiation de relativement courte durée, vu la minceur de la couche.

Après une relative éclipse du glaze, due à l'amélioration structurelle des composites, on constate un renouveau d'intérêt pour cette protection de surface. On a, en effet, constaté que la résine non chargée, appliquée sur les bords de la restauration, pouvait s'infiltrer dans l'interstice qui se forme très fréquemment au niveau de l'interface cavité-obturation par suite de la rétraction de prise du matériau.

SIMONSEN, 1978, qui est un partisan du glaze, conseille de mordancer d'abord une petite plage périphérique d'émail de 1 à 2 mm de largeur tout autour de la restauration. Si tant est que le glaze nous semble utile, ce procédé est certainement recommandable car, si son adhésion chimique au composite sous-jacent est normalement assurée, il s'incrustera ainsi en plus, mécaniquement, à l'émail environnant, en formant une excellente couverture protectrice de l'ensemble et améliorera encore l'étanchéité à court terme.

Il semble évident que pour les nouveaux composites à microparticules, le glaze aurait nettement moins de raison d'être, la surface du composite, même retouchée, étant déjà suffisamment lisse.

Selon LAMBRECHTS et VANHERLE, 1982 *a*, le glaze est fort peu fiable car les propriétés physiques trop dissemblables, notamment les valeurs de rétraction de prise, de coefficient d'expansion thermique et d'absorption d'eau entre cette résine non chargée et le composite, provoquent inévitablement des distorsions à l'interface des deux matériaux, avec comme résultat inéluctable un décollement à court terme de la couche de glaze (fig. 6-6). On pourrait, toutefois, se demander si un décollement aussi important se produirait malgré tout si, comme SIMONSEN le préconise, on étalait le glaze au-delà de la surface du composite, sur l'émail, préalablement mordancé.

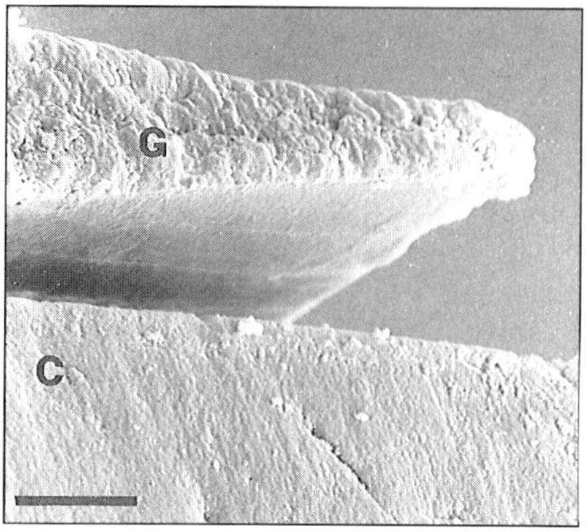


**Fig. 6-6.** Décollement de la couche de glaze *G)* de la surface du composite *C)* par suite de la rétraction de prise de la résine (barre = 14 microns). *(Document au MEB aimablement mis à notre disposition par* P. LAMBRECHTS.*)*

## Bibliographie

APAP (M.), SCHERMAN (L.), Finition des composites. *J. Biomat. Dent.*, 2 : 175-187, 1986.

DELLA-VOLPE (M.), Communication personnelle, 1984.

LAMBRECHTS (P.), VANHERLE (G.), Use of glazing materials for finishing of composite surfaces. *J. Oral Rehab.*, 9 : 107-117, 1982 *a*.

LAMBRECHTS (P.), VANHERLE (G.), Observation and comparison of polished composite surfaces. *J. Oral Rehab.*, 9 : 169-182 et 203-216, 1982 *b*.

LUTZ (F.), SETCOS (J.), PHILLIPS (R.), New finishing instruments for composite resins. *J. Amer. Dent. Ass.*, 107 : 575-580, 1983.

SIMONSEN (R.), Clinical applications of the acid etch technique. Chicago, Quintessence Publishing Co., édit., 1978.

# 7. LES ÉCHECS. LEURS CAUSES. LEURS REMÈDES

Si un échec est toujours une chose désagréable à constater, la découverte de sa cause peut constituer un apport appréciable, en tout cas pour les remèdes à y apporter.

Nul praticien de l'art dentaire n'est à l'abri d'un échec ou d'un simple insuccès dans le domaine des traitements conservateurs qu'il est appelé à exécuter, et une obturation en composite n'est certes pas celle des opérations la plus rassurante à cet égard. En effet, il est de plus en plus évident que ce matériau est nettement plus délicat à manipuler que l'amalgame et si pour ce dernier matériau une petite imperfection de technique ou incident de parcours lors de la mise en œuvre n'ont parfois pas une implication clinique exagérément importante, en ce qui concerne le composite la moindre erreur risque d'avoir des répercussions graves.

Nous n'hésitons pas à dévoiler ici quelques-uns des échecs que nous avons rencontrés au cours de nos multiples tentatives d'approche des meilleures techniques d'utilisation. Mettre nos lecteurs à l'abri de semblables déboires en leur indiquant les causes probables des insuccès et en leur proposant les remèdes, éventuellement préventifs à appliquer, est le but de ce petit chapitre.

Les insuccès peuvent être immédiatement décelables, en quel cas, après en avoir recherché la cause et trouvé le remède, il ne faut pas hésiter de pourvoir au rétablissement de la perfection. Un échec peut également se manifester ultérieurement, ce qui oblige le praticien à en rechercher la cause pour lui permettre d'y porter remède. Dans les deux cas les insuccès peuvent être de nature esthétique ou morphologique.

Les insuccès et échecs peuvent aussi être de nature pathologique, telles les douleurs postopératoires et les caries récidivantes.

Avant d'entamer ces différentes problématiques, il est peut-être bon de préciser ce que nous entendons par échecs et insuccès. A partir de quel espace de temps écoulé depuis le placement d'une restauration en composite doit-on considérer un accident comme échec ou insuccès? A partir de quelle durée de vie est-il normal qu'une obturation doive être renouvelée? L'estimation de durée de vie d'un composite a évolué favorablement avec le temps.

Au cours des premières années de l'emploi du composite, il était généralement accepté que la moitié des obturations devaient être refaites avant cinq ans. En 1984, MOFFA et coll. ont pu améliorer ces statistiques en évaluant qu'après cinq ans, seulement 10 % des composites devaient être renouvelés. Nous croyons devoir considérer ces 10 % comme des échecs à court terme. Ceux intervenant ultérieurement doivent être envisagés comme prévisibles et inhérents à la nature encore imparfaite du matériau, ce dont le patient devrait être conscient également. Ajoutons, cependant, qu'à l'heure actuelle, en 1989, grâce à l'amélioration de la qualité des nouveaux composites et de leur technique de placement, les diverses statistiques font état d'un comportement en bouche permettant de prédire une durée de vie de plus en plus longue.

## LES INSUCCÈS IMMÉDIATEMENT DÉCELABLES

### Les imperfections de nature esthétique

Lorsqu'on examine une obturation en composite après son placement et éventuellement après son finissage et polissage, on constate parfois que la teinte ne correspond pas à l'attente. Si la différence n'est pas trop importante et que, malgré la déception déclarée du praticien, qui se doit de la signaler, le patient s'en contente, il peut s'en satisfaire aussi. Mais si le patient et le praticien optent pour son renouvellement, il faut tout d'abord tenter de trouver l'origine de l'erreur commise concernant le choix de la teinte.

Cette erreur peut résider à différents niveaux et pour faire un choix plus valable nous donnons ici quelques conseils qui n'ont peut-être pas été pris en considération lors du choix initial.

• Il faut se méfier de certains teintiers dont les échantillons ne correspondent pas toujours à la réalité du composite. Dans cet ordre d'idées nous signalons une initiative intéressante de la firme Kulzer qui, lors de la mise sur le marché de la dernière version de leurs produits : Durafill, Estilux-Hybrid et Estilux-Posterior, a signalé, par l'ajout du sigle VS, que la teinte de ces composites correspondait parfaitement au teintier Vita, très fiable. Certains praticiens expérimentés estiment cependant que les teintiers ne sont jamais fiables et qu'il faut confectionner son propre teintier au moyen de la marque de composite utilisée.

• Il faut sélectionner la teinte après avoir préparé la cavité mais avant d'isoler et de sécher la dent impliquée, car cette situation artificielle ne rend pas toujours compte de la réalité et oriente parfois le praticien vers un mauvais choix.

- Il faut faire le choix de la teinte dans des conditions normales de luminosité, par exemple à la lumière du jour et non pas dans la situation artificielle de l'éclairage intensif du poste de travail.
- Il faut se méfier de la translucidité du composite laissant transparaître parfois le fond sombre de la cavité buccale (fig. 7-1).
- Lors d'une restauration impliquant la majeure partie de la face vestibulaire, il faut sélectionner la teinte par rapport non pas à l'émail restant, mais à celle de la dent voisine ou contra-latérale.

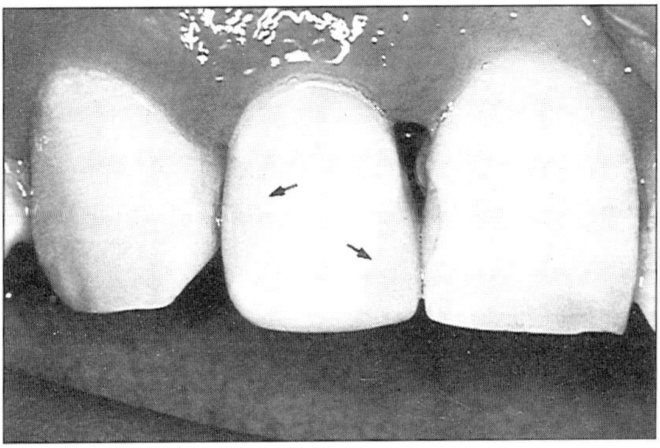

**Fig. 7-1.** Restaurations dans la 12 d'une classe III et d'une classe IV au moyen d'un composite trop translucide dans lequel il eût fallu ajouter une résine opacifiante. *(Document* Y. DELGHUST.*)*

## Les imperfections de nature morphologique

Lorsqu'on examine une obturation en composite, immédiatement après son placement et enlèvement de la matrice qui a servi de coffrage, on constate parfois des imperfections morphologiques plus ou moins importantes, soit sous forme de débordement ou, disons, de surplus de matériau, soit sous forme de manque.

S'il s'agit d'un surplus de matériau sous forme de débordement ou de convexité exagérée, on peut généralement y remédier par des retouches de dégrossissage au moyen des instruments et fraises que nous avons signalés au chapitre précédent.

S'il s'agit d'un manque de matériau, il faut, comme toujours, tout d'abord en déceler la cause pour ne plus tomber dans le même piège.

**Pour les composites chimiopolymérisables**, la ***cause*** d'erreur est soit une mauvaise adaptation de la matrice, soit une mauvaise condensation du matériau qui, par son manque de plasticité ou par suite de son début de durcissement, n'a pas pu être foulé et condensé correctement. Le ***remède*** sera, soit de recommencer dans de meilleures conditions, soit, et nous le recommandons, de faire usage d'un composite photopolymérisable chez lequel ce genre de difficultés de mise en place est supprimé.

**Pour les composites photopolymérisables**, les manques dus à la matrice ne peuvent être que le résultat de l'inattention du praticien, car, avant de procéder à la polymérisation, il a tout loisir de s'assurer de la perfection de la morphologie. Ce n'est qu'en cas d'emploi d'une matrice métallique pour l'obturation d'une cavité de la classe II que l'imperfection aurait, plus facilement, pu échapper à son attention.

Voyons à présent les ***remèdes***. La question qui se pose est de savoir si on peut ajouter du composite à la surface de ce même matériau déjà polymérisé avec une chance de le voir adhérer. En ce qui concerne les composites chimiopolymérisables, les différentes études faites ont montré une possibilité d'adhésion entre les deux couches de composites mais elle serait loin d'être parfaite. Selon les auteurs consultés (Forsten et Valiaho, 1971; Reisbick et Brodsky, 1971; Boyer et coll., 1978; Lloyd et coll., 1980; Van Kerkhoven et coll., 1982; Chan et Boyer, 1983), la force d'adhésion varie entre 75 % de la résistance cohésive du matériau lui-même, ce qui nous semble un résultat appréciable, et 25 %, ce qui manifestement est peu apte à assurer un collage satisfaisant.

D'autre part, la possibilité donnée aux composites photopolymérisables de construire une restauration par couches successives procure déjà une confiance accrue. Cependant, Boyer et coll., 1984, ont voulu examiner quelle est la force d'adhésion entre deux couches de composite photopolymérisées l'une après l'autre. Ils ont fait des essais successifs en faisant varier l'intervalle de temps entre la pose des deux couches. Voici leurs constatations :

1) Quel que soit l'intervalle de temps, la force d'adhésion interfaciale est toujours inférieure à la force cohésive du matériau.

2) Les composites à pourcentage de charge élevé développent une force adhésive interfaciale plus grande que les composites micronisés.

3) La force adhésive interfaciale diminue lorsque le laps de temps entre la polymérisation de la couche de base et l'ajout de matériau augmente. Après 2 minutes la force adhésive interfaciale est en moyenne de 82 % de la résistance cohésive du composite. Après 5, 10 et 20 minutes elle est respectivement de 75, 69 et 64 %. Si l'intervalle de temps est de 24 heures, elle n'est plus que de 35 % et après 7 jours elle descend à 27 %.

4) En enduisant d'abord le composite de base de résine de liaison, la force adhésive interfaciale augmente sensiblement et ne diminue que fort peu en allongeant les délais de placement.

En résumé on peut dire que si, après le placement d'un composite, on constate un manque de matériau, au plus rapidement on peut procéder à un ajout, au mieux les deux portions adhéreront entre elles. On a cependant intérêt à interposer d'abord un peu de résine de liaison, sauf si la polymérisation du composite initial s'est faite à l'air libre, sans contact avec une matrice, car, si l'on s'y prend suffisamment rapidement, la couche superficielle du composite qui vient d'être polymérisé contient encore beaucoup de radicaux libres par suite de l'action inhibitrice de l'oxygène atmosphérique.

# LES ÉCHECS A COURT TERME

## Les insuccès de nature morphologique

### La chute d'une restauration

La chute d'une restauration est un échec grave dont, en principe, l'entière responsabilité repose sur le praticien. En effet, plusieurs fautes peuvent avoir été commises, fautes qui provoqueront inexorablement l'accident fatal, au demeurant assez rare.

S'il s'agit d'un **composite chimiopolymérisable,** la *cause* doit en être recherchée dans le fait du placement du matériau à un stade de durcissement trop avancé, empêchant soit sa mise en place correcte dans certaines zones rétentives, soit l'application parfaite sur les aires mordancées. Parmi les incidences étiologiques, il ne faut pas perdre de vue non plus un mordançage imparfait et/ou une implication de salive.

S'il s'agit d'un **composite photopolymérisable,** la *cause* doit en être recherchée dans la polymérisation imparfaite dans la zone profonde ou marginale de l'obturation; dans le premier cas, par suite de l'épaisseur exagérée du matériau, à travers laquelle les rayons n'ont pas pu induire la polymérisation, et, dans le second cas, due à la présence d'humidité.

Il faut également songer à incriminer une confiance exagérée dans les adhésifs dentinaires. C'est ainsi que BRAEM et coll., 1986, ont constaté expérimentalement que, par exemple, le placement d'un composite au niveau d'une lésion cervicale au moyen d'un adhésif dentinaire, sans tailler de biseau et sans mordançage de l'émail périphérique, se terminait, dans la plupart des cas, par la chute du composite avant 6 mois. Mais peut-être y a-t-il, dans le cas d'érosion, une autre explication. En effet, HEYMANN et coll., 1988, ont constaté qu'il fallait tenir compte également d'un facteur patient, facteur qui peut dévoiler trois facettes : l'âge, la situation de la dent sur l'une ou l'autre arcade et le stress auquel certaines dents sont soumises. Ils ont recensé, après 1 an, 13,3 % de chutes d'obturations, dont un pourcentage significativement plus élevé chez des personnes âgées. Ils ont en plus constaté, en accord d'ailleurs avec des constatations faites par ZIEMIESKI et coll., 1987, que le pourcentage de pertes d'obturations est nettement plus élevé au niveau de la mâchoire inférieure. En outre, il s'est avéré que pratiquement toutes les dents qui avaient perdu leur obturation étaient soumises à des contraintes occlusales. Cette dernière constatation nous paraît intéressante dans la mesure où elle corrobore la thèse de LEE et EAKLE, 1984, qui prétendent que lors d'une occlusion traumatique, des contraintes flexurales peuvent se concentrer au niveau du collet des dents concernées et se traduire par le développement d'une érosion cervicale. Il est dès lors normal que l'obturation d'une telle érosion soit également soumise à ces mêmes contraintes et soit plus facilement expulsée.

Il est évident que le seul ***remède*** consiste à placer une nouvelle restauration en veillant à éviter les écueils qui ont provoqué l'insuccès ou l'échec, en songeant peut-être à placer une digue si elle ne le fut pas lors de la tentative précédente.

### Les fractures de masse

Il est évident qu'une fracture de matériau d'obturation ne peut être qu'une manifestation de son manque de résistance dans les conditions d'utilisation supposées normales. La fracture dépendra dès lors essentiellement des contraintes exagérées auxquelles le matériau est soumis.

Nous savons que les contraintes auxquelles sont soumis les matériaux d'obturation sont presque exclusivement celles provoquées par les mouvements de la mastication. Les restaurations qui n'y sont pas soumises, avec comme exemples typiques celles des classes V, sont donc rarement sujettes à fracture. Les restaurations, par contre, les plus exposées sont celles de la classe II et de la classe IV (fig. 7-2). Si nous constatons des fractures dans l'un ou l'autre de ces deux cas, elles seront vraisemblablement imputables à un manque d'épaisseur du matériau, à certains endroits critiques, et une mauvaise estimation de l'opérateur pourra être mise en cause.

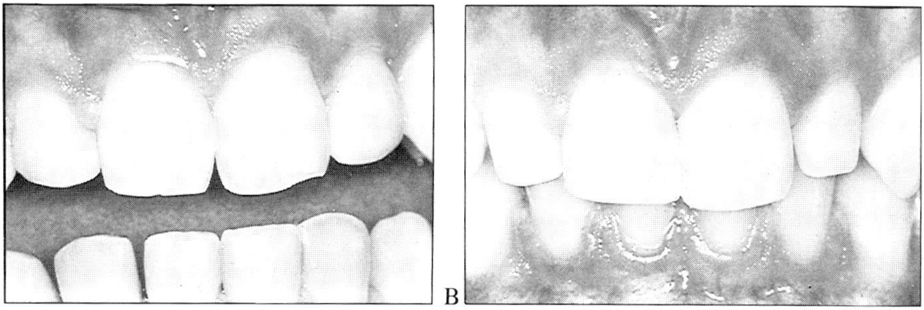

A B

**Fig. 7-2.** Fracture de masse d'un composite. *(Document* P. Delmelle.*)*
*A)* Fracture de l'angle incisif mésial d'un composite dans une 11. *B*) Renouvellement avec un composite Durafill.

Toutefois, si des fractures au niveau de l'isthme sont parfois constatées pour l'amalgame, elles sont extrêmement rares pour le composite. Ce privilège est obtenu grâce à l'acquisition en quelques minutes de la résistance maximale, mais aussi grâce au fait qu'un contact prématuré se traduira plutôt par une facette d'usure que par une fêlure, comme pour l'amalgame.

Cet accident potentiel doit nous inciter à bien contrôler l'occlusion des restaurations soumises aux contraintes de la mastication. Il nous oblige aussi à répéter que certains types de composites sont sans doute plus esthétiques, mais malheureusement moins résistants et qu'il est préférable de les réserver pour les cas où l'esthétique est d'importance majeure. N'oublions pas non plus que nous trouvons à l'heure actuelle des composites plus particulièrement étudiés pour la restauration des cavités de la classe IV, composites qui allient l'esthétique et la résistance (voir tableau VII).

Le meilleur ***remède*** à apporter à une fracture de masse impliquant une portion plus ou moins importante d'un composite est certainement de déposer la totalité de l'obturation restante, de corriger éventuellement le défaut de cavité et de placer une nouvelle restauration. Un simple ajout de composite est plus hasardeux. En effet, Boyer et coll., 1984, ont constaté, comme nous l'avons signalé ci-dessus, que si la force adhésive d'une couche de composite surajoutée placée dans un intervalle de temps de 2 à 3 minutes se situait vers les 80 % de la force cohésive du matériau lui-même, elle descend rapidement pour atteindre 27 % si l'intervalle de temps est de 7 jours.

Si toutefois pour une raison plus ou moins valable on désire faire l'essai d'un recollage, il faut d'abord nettoyer la surface avec un lait de pierre ponce pour la débarrasser d'impuretés et de plaque et, sans la mordancer ni aviver la surface par meulage, l'enduire d'une couche de résine de liaison avant d'y placer le nouveau composite. Si la fracture est marginale, il faut, bien sûr, mordancer l'émail à cet endroit.

Il ne faudrait, toutefois, jamais faire un ajout si on ne connaît pas la marque du composite fracturé, car selon PUCKETT et coll., 1988, la réparation d'un composite à base de Bis-GMA au moyen d'un composite à base de di-uréthane a nettement moins de chances de réussir. Nous répétons, cependant, qu'il est de loin préférable de ne pas entreprendre la simple réparation d'un ancien composite. Il est, en effet, plus que probable que, vu la constante et rapide amélioration de la qualité des matériaux composites, celui dont on fera usage pour le renouvellement de la restauration sera de qualité supérieure à celui de l'ancienne obturation qu'on est appelé à remplacer.

### La détérioration de surface

La détérioration de surface d'une obturation en composite est généralement le fait de l'abrasion. Elle peut parfois être accentuée par des facteurs chimiques. L'usure trop rapide de la face occlusale d'une restauration en composite peut être due à une occlusion trop agressive et/ou à l'emploi d'un composite non adapté à cet usage. Ce manque de résistance à l'abrasion est un point faible du matériau qui doit nous faire réfléchir à l'opportunité d'en faire usage pour la restauration d'une cavité de la classe I ou II, située sur une arcade à occlusion mal équilibrée.

Si, à échéance plus ou moins courte, on constate une détérioration de surface anormalement prononcée, en passe de déséquilibrer l'occlusion, il y a lieu de s'interroger sur la nécessité d'un remplacement de l'obturation incriminée. Si on se décide pour un renouvellement de composite, il faut faire appel à un hybride, spécialement conçu pour l'obturation des dents postérieures (voir tableau VII), dont les résultats de tests cliniques d'une durée de 4 ou 5 ans se sont avérés satisfaisants et qui auraient éventuellement déjà reçu le label « acceptable » de la commission *ad hoc* de l' « American Dental Association ». En cas de doute il ne faut pas hésiter à placer un amalgame.

### La détérioration marginale

La détérioration marginale d'une restauration en composite peut prendre divers aspects : des petites fractures du bord du composite, des petites fractures des prismes d'émail ou la formation d'une faille entre les deux.

*a)* Les **fractures du bord du composite**, sous forme d'écornures ou éclats (chip fractures), ont été plus spécialement étudiées par LAMBRECHTS et coll., 1982, et les auteurs les ont principalement constatées dans les composites à microparticules : 7,2 % contre 2,2 % pour les composites conventionnels en usage à l'époque. Cette fragilité plus grande du composite microfin est la conséquence logique des quelques désavantages inhérentes à ce type de composite. En premier lieu, l'instabilité dimensionnelle est plus grande du fait d'un coefficient thermique plus important et d'une rétraction de prise plus forte, compensée insuffisamment, ou trop tard, par une hydro-dilatation, par ailleurs plus marquée. Les bords d'obturation ainsi exposés sont, en outre, hypothéqués par une résistance à la traction moins élevée de ce type de composite.

Il convient cependant de signaler que ces petites écornures sont généralement causées par des fautes de technique de la part du praticien. Tout d'abord l'erreur, déjà signalée, de tailler un biseau au niveau d'un angle cavo-surface se situant dans une zone de contact occlusal. L'attrition répétée des points d'impact aura pour résultat la fracture de ces extrémités trop fragiles. Ensuite, l'inattention du praticien qui laisse un surcontour de composite, dépassant la zone d'émail mordancé. Cette fine lamelle de composite non adhérent se fracturera à la moindre sollicitation, créant ainsi une petite dénivellation au bord de la restauration (fig. 7-3).

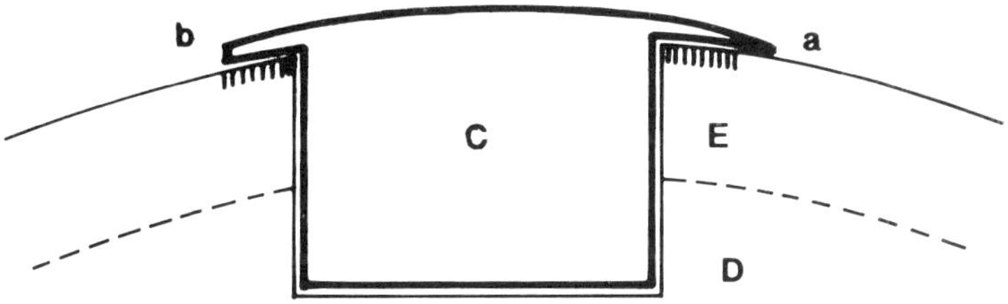


**Fig. 7-3.** Petite fracture du bord en feather-edge d'une obturation en composite *b*) due à un dépassement du matériau au-delà de la zone de mordançage *a*). C : composite; E : émail; D : dentine.

Fukushima et coll., 1988, ont pu conclure d'une expérience clinique d'une durée de deux ans que la détérioration marginale d'une obturation réalisée à l'aide d'un composite hybride est moins importante que celle d'une restauration en amalgame. Leurs conclusions concordent avec nos observations propres. Elles sont :

— que la cause principale de la détérioration marginale n'est pas l'usure mais les mini-fractures;
— qu'il y a moins de fractures marginales dans les restaurations menues et donc, en corollaire, dans les prémolaires que dans les molaires;
— que la plupart des fractures marginales sont localisées au niveau des cuspides fonctionnelles;
— qu'au niveau des surfaces soumises au stress de la mastication on constate moins de détériorations marginales aux endroits où l'angulation du bord cavitaire se rapproche davantage des 90 degrés.

*b)* Les petites **fractures de prismes d'émail** sont habituellement dues à l'effet agressif du polissage, surtout si celui-ci est effectué immédiatement après le placement et avant que l'hydro-dilatation ne soit venue compenser la rétraction de prise du composite (fig. 7-4).

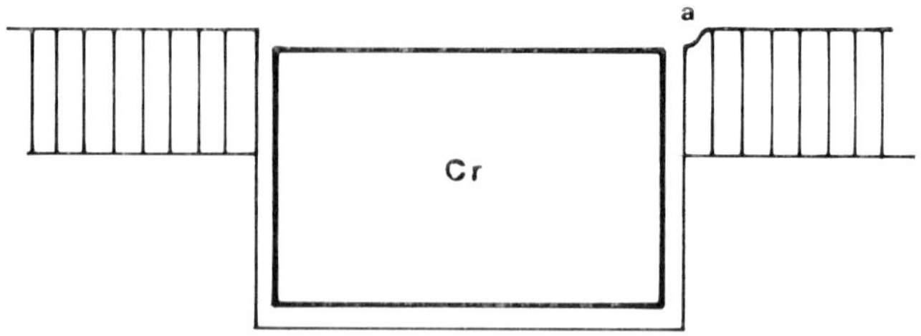


**Fig. 7-4.** Fracture de prismes d'émail lors du polissage d'un composite ayant subi une rétraction de prise, non encore compensée par l'hydro-dilatation.
Cr : composite après rétraction de prise; a : angle d'émail fracturé.

*c)* C'est la **formation de faille** qui doit retenir plus particulièrement notre attention sans, hélas, pouvoir y porter remède, car s'il existe des causes iatrogènes secondaires, plusieurs facteurs indépendants du praticien sont susceptibles de contribuer à la dégradation de l'intégrité marginale. Ce sont : la rétraction marginale, l'hydro-dilatation et l'élasticité du matériau.

Rassurons-nous, cependant, car si l'accumulation des facteurs semble devoir hypothéquer sérieusement la restauration, l'expérience a montré qu'il ne fallait pas en dramatiser l'impact sur le comportement du composite dans le milieu buccal.

Les ***remèdes*** qui peuvent éventuellement être appliqués pour corriger une détérioration marginale sont relativement simples. En ce qui concerne les petites fractures des bords en lame de couteau, ayant créé une petite dénivellation, il suffira de repolir ces bords concernés. En ce qui concerne les détériorations ayant créé une faille inquiétante, c'est-à-dire lorsque l'on craint une percolation en profondeur, deux options peuvent être prises. Si l'obturation est ancienne, datant de 4 ans ou plus, le praticien aura intérêt à refaire l'obturation en veillant à corriger d'éventuelles erreurs de taille d'angle et en choisissant un composite plus récent. S'il s'agit d'une obturation récente, on peut appliquer un remède moins drastique. On taille une petite rainure au moyen d'une fraise diamantée hyperboloïdale (voir fig. D en fin de volume), on mordance cette entaille, on l'enduit d'un agent de liaison amélaire et on comble la rainure au moyen d'un composite. Au cas où cette petite opération a été effectuée à la face vestibulaire d'une dent visible et que l'aspect esthétique en est affecté, il faudra se résoudre à faire une nouvelle obturation.

## Les insuccès de nature esthétique

Ce que l'on exige d'une restauration de dents antérieures, en dehors, bien sûr, des impératifs de résistance et de biocompatibilité, c'est de passer inaperçue. Cela signifie qu'idéalement l'aspect de la restauration doit être identique à celui du tissu dentaire qu'elle remplace et qui l'environne. En plus, l'aspect de la restauration doit se maintenir dans ces conditions idéales pour une durée qu'on espère la plus longue possible. Étant donné la nature semi-transparente du tissu dentaire, et en particulier de l'émail, deux facteurs qu'on pourrait qualifier d'effets optiques entrent en ligne de compte pour conditionner cet aspect : la couleur et la translucidité du matériau.

Nous constatons cependant que l'aspect esthétique d'une restauration n'est pas le fait ponctuel du composite lui-même mais que plusieurs facteurs extérieurs, aussi bien objectifs que subjectifs, entrent en jeu. En les parcourant rapidement, nous verrons qu'un bon nombre d'échecs trouvent leur origine dans des imperfections de mise en œuvre.

On distingue trois types d'insuccès de nature esthétique : la coloration marginale, la coloration extrinsèque de surface et la coloration intrinsèque de masse.

## La coloration marginale

La coloration marginale est, en fait, l'apparition d'un liséré foncé sur une partie ou sur la totalité du pourtour de la restauration (fig. 7-5). Ce liséré peut avoir deux origines. Il peut être imputable au manque d'étanchéité et à l'existence d'une solution de continuité entre les parois de la cavité et le matériau d'obturation. Nous avons déjà énuméré à maintes reprises les facteurs les plus importants susceptibles de créer cette faille à l'encontre de laquelle le praticien est pratiquement désarmé. Celui-ci, doit

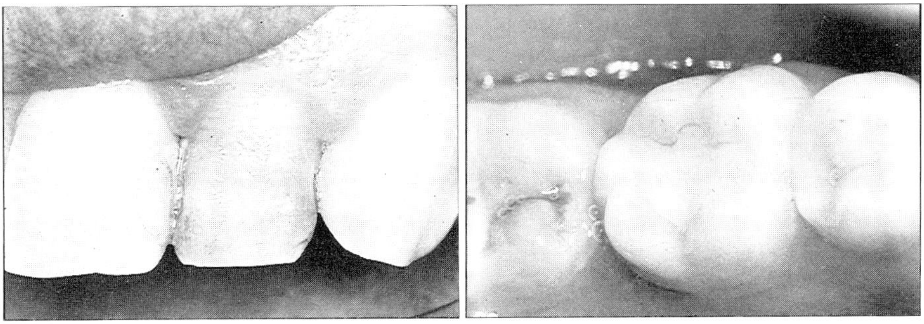

A B

**Fig. 7-5.** Des colorations marginales : *A)* Une obturation en composite de première génération chimiopolymérisable dans une incisive.
*B)* Une obturation en un composite hybride photopolymérisable dans une molaire.

cependant, par l'application irréprochable de la technique de mise en œuvre du composite et surtout du mordançage, concourir à améliorer l'étanchéité de l'obturation et à diminuer de la sorte l'importance de cette éventuelle discoloration.

La seconde origine possible de discoloration marginale est une adaptation défectueuse du composite sous forme d'un débordement au-delà de la zone mordancée. Ce surplomb non adhérent sera à l'origine d'une coloration en subsurface qui se distingue de celle causée par la présence d'une faille qui provoque une coloration en profondeur (fig. 7-6). En général, cependant, ces surplombs se brisent sous la contrainte occlusale, créant le phénomène de « chipping » ou fractures d'esquilles. Cette situation crée un aspect rugueux, propice aux colorations secondaires. Celles-ci sont en outre partiellement imputables à un facteur patient, dans la mesure où celui-ci peut aggraver l'importance de la coloration en provoquant l'infiltration ou l'accrochage de substances colorantes telles : la nicotine, le rouge à lèvres ou encore certaines boissons : café, thé, limonade colorée.

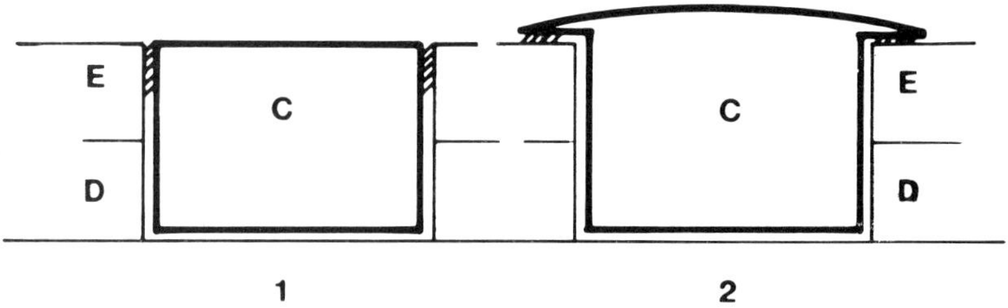


**Fig. 7-6.** Représentation schématique de la coloration marginale de deux types différents. 1) en profondeur; 2) en subsurface.

Le ***remède*** le plus efficace sera de déposer l'ancienne obturation, du moins jusqu'à une certaine profondeur, de tailler un léger biseau périphérique dont le mordançage assurera une meilleure fixation au composite qu'on place pour terminer.

Un remède un peu plus conservateur pourrait être envisagé dans certains cas où l'enlèvement de l'obturation incriminée poserait des problèmes. On pourrait éventuellement tailler, au moyen d'une fraise diamantée hyperboloïdale (voir fig. C, *g*, en fin de volume), une petite rainure, la mordancer, l'enduire d'un agent de liaison amélaire et la combler au moyen d'un composite. La difficulté sera de trouver la teinte adéquate. Il y a risque, en effet, de voir se transformer le liseré foncé en un liseré clair.

Nous avons heureusement constaté que lorsque la coloration marginale n'était due qu'à des fractures d'esquilles, un polissage minutieux permet souvent d'éliminer ces discolorations.

## La coloration extrinsèque

La coloration extrinsèque n'est pas, en réalité, une atteinte du composite, mais due à la plaque qui adhère facilement et parfois intensément à la surface. Cette coloration extrinsèque est due à une réaction chimique entre les protéines de la plaque et certaines substances véhiculées par la salive. C'est l'exemple typique d'un insuccès d'origine externe non iatrogène. Cette coloration est, d'une part, évitable par application d'une bonne hygiène buccale et, d'autre part, aisément éliminable par polissage.

Un autre type de coloration extrinsèque, iatrogène cette fois, est le fait d'une surface mal polie ou qui a perdu son poli par détérioration mécanique (fig. 7-7). Dans ce cas, les colorants, en provenance du milieu buccal, s'incrustent dans les microporosités de la surface du composite. Les colorants mentionnés ci-dessus comme étant à l'origine de coloration marginale entrent également en ligne de compte ici.

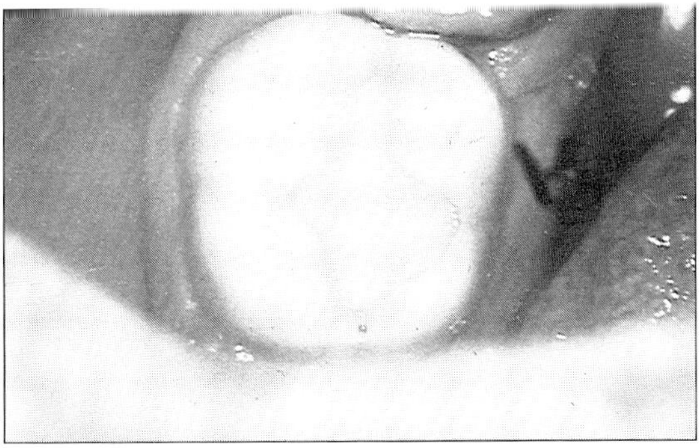

**Fig. 7-7.** Coloration extrinsèque de surface accompagnée de coloration marginale d'un composite ayant perdu son poli par détérioration mécanique. *(Document* F. HENDRIKS.*)*

Dans la plupart des cas le ***remède*** pour cet état de choses pourra être trouvé dans un bon nettoyage de la surface du composite suivi d'un polissage au moyen des méthodes décrites au chapitre précédent.

## La coloration intrinsèque

Contrairement à la coloration que nous avons qualifiée d'extrinsèque, et qui est, en principe, une imprégnation superficielle d'agents colorants en provenance du milieu buccal, la coloration intrinsèque intéresse plutôt la masse du matériau. Elle est généralement causée par des agents chimiques qui font partie intégrante du système, tels les monomères résiduels, les activateurs de catalyse et les inhibiteurs de polymérisation (fig. 7-8).

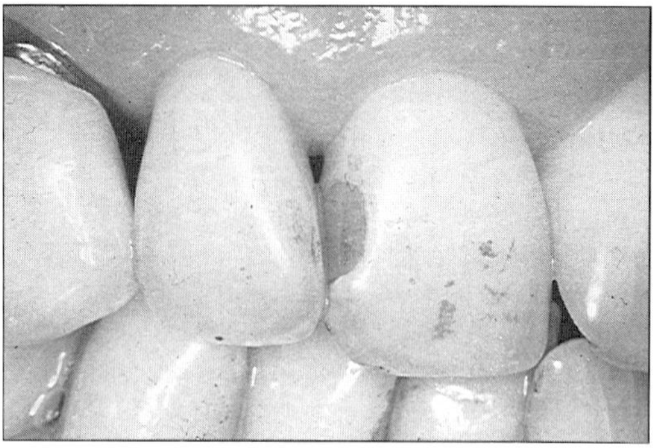

**Fig. 7-8** Coloration intrinsèque de masse d'un composite de première génération, Adaptic placé depuis dix ans.

Dès que les fabricants ont été conscients de la chose, ils se sont attelés à modifier la nature des substances prédatrices et à l'heure actuelle on constate que ces facteurs ont fortement diminué d'importance.

Cependant, il existe également des facteurs d'origine iatrogène et dès lors évitables. Signalons entre autres l'utilisation d'instruments métalliques inadéquats lors de la spatulation des composites chimiopolymérisables, ainsi que des infiltrations de salive ou, pis encore, de sang lors du placement du composite dans des conditions d'isolation douteuses, d'où l'utilité incontestable de la digue.

Un dernier facteur étiologique de discoloration est le patient lui-même dont, selon Boltz et coll., 1988, les restaurations en composite sont susceptibles de subir une influence néfaste par suite d'usage abusif de tabac, de café, de nourriture assaisonnée au curry et, dans une moindre mesure, de jus de pamplemousse et de thé (fig. 7-9).

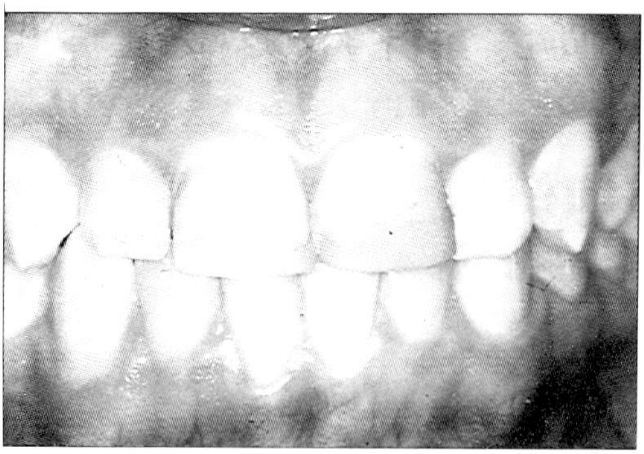

**Fig. 7-9.** Coloration intrinsèque probablement due à un facteur « patient ». *(Document* P. Delmelle.*)*

Le remède préventif contre ces revers de nature esthétique est de veiller à une technique de mise en œuvre impeccable, en l'occurrence en faisant usage d'instruments en téflon et en plaçant systématiquement la digue. Il est important aussi, pour rendre la surface moins vulnérable, qu'elle soit parfaitement lisse; d'où l'intérêt d'un coffrage bien serré au moyen d'une bandelette d'acétate de cellulose. Il est bon également d'avertir le patient des possibles inconvénients dus à l'abus de tabac et de genres de nourritures mentionnés ci-dessus.

Lorsque l'on considère que la coloration d'un composite est devenue excessive, deux solutions sont envisageables. Ou bien on décide de déposer l'obturation disqualifiée et de la remplacer par une nouvelle restauration qu'on s'efforce de réaliser avec le plus grand soin et certainement avec un composite qui s'est avéré être de qualité supérieure. On peut également simplifier le travail en appliquant une technique recommandée par Crumpler et coll., 1988. Ils abrasent la surface du composite détérioré au moyen d'un instrument diamanté à gros grains, ils réhydratent la surface avec de l'eau après quoi ils la sèchent. Ils appliquent un adhésif dentinaire et placent pour finir une petite couche de composite de teinte adéquate. On ne risque rien, certes, à tenter d'appliquer cette technique, mais il nous semble pouvoir l'améliorer de la façon suivante : au moment d'aviver la surface du composite défectueux on taille un petit biseau de 1 à 2 mm aux dépens de l'émail environnant. Ce biseau dûment mordancé et recouvert d'un adhésif dentino-amélaire assurera un meilleur joint périphérique au composite surajouté.

# LES ÉCHECS DE NATURE PATHOLOGIQUE

Deux types de réaction de nature pathologique peuvent se déclarer, à court ou moyen terme, après le placement d'une obturation en composite : des réactions pulpo-dentinaires et des récidives de carie.

## Les réactions pulpo-dentinaires

Les réactions pulpo-dentinaires peuvent varier de la sensibilité postopératoire passagère à la pulpite évolutive et la nécrose. Nous n'avons pas trouvé dans la littérature des statistiques suffisamment précises ni confirmées au sujet des douleurs postopératoires.

Au point de vue qualitatif, les auteurs s'expriment en ces termes : éventuellement légère sensibilité pendant 48 heures, douleurs passagères, rarement douleurs difficilement supportables exigeant une intervention. Au point de vue quantitatif, ils s'expriment ainsi : peu fréquemment, plus fréquemment qu'on ne croit, fréquence ne dépassant pas 1 %. Toutefois, DENNISON et coll., 1986, citent une fréquence de 5 %. VANHERLE, 1988, est plus rigoureux, il prétend que les douleurs sont caractéristiques des restaurations en composite et qu'elles varient, selon les études, entre 5 et 20 %.

En ce qui concerne les douleurs bénignes, il est évident que les statistiques sont imparfaites car les patients ne viennent pas nécessairement s'en plaindre et dans la plupart des cas elles ont disparu au moment où ils se présentent pour des soins ultérieurs. On ne peut certes pas parler d'échec ni d'insuccès et on ne pourrait classer ces cas que parmi les observations de gêne postopératoire rencontrée aussi bien après une obturation en amalgame que suite à n'importe quelle intervention d'importance similaire.

Des douleurs légères au début peuvent éventuellement persister et s'aggraver et conduire même vers la pulpite. HENDRIKS et coll., 1984, en signalent 2 % après 3 ans. VANHERLE et coll., 1986, signalent 5 % de nécrose, 6 mois après l'application d'un adhésif dentinaire.

La ***cause*** de ces douleurs est parfois difficilement identifiable. Elles peuvent trouver leur origine uniquement dans la technique de préparation de la cavité et, dans ce cas, le composite ne peut être incriminé. Un autre cas où le composite ne peut être mis en cause est le traitement dentinaire préparatoire à l'obturation proprement dite. C'est ainsi que l'usage abusif d'acide de mordançage sur la dentine peut affecter l'organe pulpo-dentinaire et être à l'origine de douleurs. Outre l'acide, tout traitement éliminant trop radicalement les débris de fraisage, formant cette boue dentinaire qui obstrue les canalicules dentinaires, peut également être incriminé.

Nous ne pouvons cependant que marquer notre accord avec la plupart des auteurs qui pensent qu'une des causes principales est le manque d'étanchéité de l'obturation en composite, dont la suite inéluctable est la percolation de salive charriant avec elle molécules nocives et micro-organismes. Le fait qu'un des points faibles dans l'obtention de l'étanchéité se situe au bord proximo-gingival des cavités de la classe II explique le fait que c'est surtout depuis l'usage plus fréquent du composite pour l'obturation de la classe II que ces douleurs sont plus fréquentes.

Il existe, toutefois, une autre cause, moins évidente pour le praticien, d'apparition de douleurs postopératoires. Nous songeons à celles qui se manifestent très rapidement après le placement d'un composite dans une cavité MOD. L'origine des douleurs, dans ce cas précis, se trouve dans une tension qui s'exerce sur les murs vestibulaire et lingual de la cavité par le composite qui se rétracte en durcissant. En effet, la force d'adhérence du composite à l'émail périphérique mordancé est suffisante pour créer une tension déformante douloureuse et même parfois une fracture d'un des deux murs cavitaires.

N'oublions pas non plus que des douleurs survenant rapidement après le placement d'un composite peuvent être dues à une surocclusion.

Comme ***remède*** à une pathologie douloureuse, il y a lieu d'abord de considérer la gravité. Les douleurs légères sont généralement passagères et n'exigent aucune médication. Les douleurs plus prononcées sont susceptibles de réagir favorablement à un traitement médicamenteux analgésique. Si elles s'intensifient et deviennent difficilement supportables, il y a lieu de déposer le composite et d'instaurer un traitement pulpo-dentinaire, sous forme d'un pansement à base d'hydroxyde de calcium, à l'instar d'un coiffage indirect. Celui-ci est recouvert d'un ionomère de verre en guise de ciment temporaire. Après une période d'attente suffisamment longue permettant de s'assurer de la suppression de la pathologie pulpaire, on enlève une petite épaisseur du ciment IOV et on place un nouveau composite.

S'il s'agit de douleurs survenant après le placement d'un composite dans une cavité MOD, qui s'avèrent ne pas être dues à une surocclusion et qui trouvent dès lors leur origine dans une tension déformante des murs cavitaires, il suffit de tailler, à l'aide d'un petit disque diamanté, une rainure mésio-distale relativement profonde dans la face occlusale de l'obturation. On verra les douleurs disparaître en quelques heures. On pourra, par après, aisément restaurer cette entaille au moyen d'un ajout de composite, non sans avoir au préalable nettoyé la surface de l'ancien composite à l'aide d'un lait de pierre ponce et de l'avoir enduit d'une couche de résine de liaison.

Si on constate, au papier d'articulation, que les douleurs sont dues à une surocclusion, il est aisé d'y remédier par un meulage correcteur.

### Les récidives de carie

Lorsque nous parlons de récidive de carie, que nous nous voyons obligés de taxer d'échec grave, nous n'incluons pas les caries survenant ultérieurement au niveau d'une autre face de la dent que celle concernée par l'obturation. Une carie récidivante est celle qui se développe au contact d'une obturation à un endroit quelconque de l'interface matériau-paroi cavitaire. Notons qu'à certains niveaux, une carie récidivante est parfois impossible à constater sans l'enlèvement du matériau qui la soustrait aussi bien à la vue directe qu'à la radiographie. Ceci aussi rend les statistiques relativement imparfaites.

Si l'obturation a été réalisée selon les règles (très strictes) de l'art, ce qui est généralement le cas des expérimentations cliniques systématiques, le nombre de récidives de carie n'est pas très important. HENDRIKS et coll., 1984, ainsi que TONN et RYGE, 1986, citent une fréquence de 2 %

après 3 ans. Brunson et coll., 1987, en ont relevé 4 % et Vreven et Michotte 2,8 %. D'autre part, ces derniers auteurs ont constaté que ce qui, sur une radiographie de contrôle, avait été identifié comme une récidive de carie (fig. 7-10), s'est révélé lors de l'enlèvement du composite, non pas comme une lésion carieuse, mais comme une petite masse de résine de liaison (trop importante) dont l'absence de radio-opacité les avait induits en erreur.

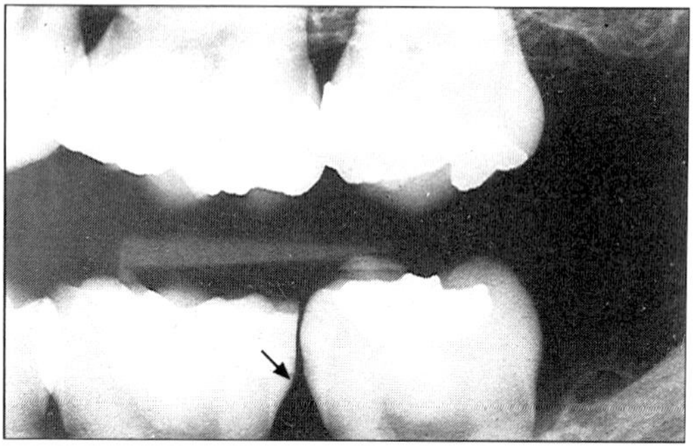

**Fig. 7-10.** Diagnostic erroné de récidive de carie au bord distal d'une 36 (voir flèche).

L'une des ***causes*** de récidive de carie est certainement iatrogène, soit que le dentiste ait abandonné du tissu carié à un endroit quelconque de la cavité, soit qu'il n'ait pas pris toutes les précautions indispensables à la mise en œuvre de l'obturation et à la recherche d'une bonne étanchéité. L'origine normale est cependant la même que celle qui mène aux douleurs postopératoires et qui est le manque d'étanchéité suite à l'instabilité dimensionnelle du composite.

Le ***remède*** est drastique. On ne peut se contenter d'un traitement partiel, il faut déposer la totalité du composite et refaire, avec toute la minutie requise, une nouvelle obturation.

## Bibliographie

AZARBAL (P.), BOYER (D.), CHAN (K.), Effect of chemical treatment on the repair of composites. *J. Dent. Res.*, 65 (Special Issue, Abstr. n° 773), 1986.

BOLTZ (K.), MORGAN (D.), JOHNSTON (W.), Factors affecting the stainability of anterior composite resins. *J. Dent. Res.*, 67 (Special Issue, Abstr. n° 871), 1988.

BOYER (D.), CHAN (K.), TORNEY (D.), The strengt of multilayer and repaired composite resins. *J. Prosth. Dent.*, 39 : 63-68, 1978.

BOYER (D.), CHAN (K.), REINHARDT (J.), Build-up and repair of light-cured composites : bond strength. *J. Dent. Res.*, 63 : 1241-1244, 1984.

BRAEM (M.), LAMBRECHTS (P.), VANHERLE (G.), Clinical evaluation of dental adhesive systems. Part 2 : Scanning electron microscopy study. *J. Prosth. Dent.*, 55 : 551-560, 1986.

BRUNSON (W. D.), WILDER (A.), STURDEVANT (J.), ROBERSON (T.), Three-year clinical evaluation of a light polymerised composite resin in posterior teeth. *J. Dent. Res.*, 66 (Special Issue, Abstr. n° 476), 1987.

CHAN (K.), BOYER (D.), Repair of conventional and microfilled composite resins. *J. Prosth. Dent.*, 50 : 343-350, 1983.

CRUMPLER (D.), BAYNE (S.), SOCKWELL (S.), BRUNSON (D.), ROBERSON (T.), Bond strenght of re-surfacing worn posterior composite restorations. *J. Dent. Res.*, 67 (Special Issue, Abstr. n° 2143), 1988.

DENNISON (J.), ZIEMIECKI (T.), CHARBENEAU (G.), Retention of unprepared restorations utilizing a dentin bonding agent. *J. Dent. Res.*, 65 : 173 (Special Issue, Abstr. n° 35), 1986.

FORSTEN (L.), VALIAHO (M.), Transverse strengt of restorative resins. *Acta Odont. Scand.*, 29 : 527, 1971.

FUKUSHIMA (M.), SETCOS (J.), PHILLIPS (R.), Marginal fracture of posterior composite resins. *J. Amer. Dent. Ass.*, 117 : 577-583, 1988.

HENDRIKS (F.), LETZEL (H.), VRIJHOEF (A.), Composite versus amalgam restorations. A 3-year evaluation. *J. Dent. Res.*, 63 (Special Issue, Abstr. n° 547), 1984.

HEYMANN (H.), STURDEVANT (J.), BRUNSON (D.), WILDER (A.), SLUDER (T.), BAYNE (S.), Twelve-month clinical study of dentinal adhesives in class V cervical lesions. *J. Amer. Dent. Ass.*, 116 : 179-188, 1988.

LAMBRECHTS (P.), VANHERLE (G.), Observation and comparison of polished composite surfaces with the aid of SEM profilometer. I. Following polishing procedure. *J. Oral Rehab.*, 9 : 169-182, 1982.

LAMBRECHTS (P.), VANHERLE (G.), VUYLSTEKE (M.), DAVIDSON (C.), Quantitative evaluation of the wear resistance of posterior dental restorations. *J. Dent.*, 12 : 252-267, 1984.

LEE (W.), EAKLE (W.), Possible role of tensil stress in the etiology of cervical erosive lesions in teeth. *J. Prosth. Dent.*, 52 : 374-380, 1984.

LLOYD (C.), BAIGRIE (D.), JEFFREY (L.), The tensil strenght of composite repairs. *J. Dent. Res.*, 59 : 171-177, 1980.

MICHOTTE (B.), VREVEN (J.), Clinical evaluation of a posterior composite : 4-year report. *J. Dent. Res.*, 67 (Special Issue, Abstr. n° 209), 1988.

MOFFA (J.), TENKINS (N.), HAMILTON (J.), The longevity of composite resins for restoration of posterior teeth. *J. Dent. Res.*, 63 (Special Issue, Abstr. n° 253), 1984.

PUCKETT (A.), HOLDER (R.), O'HARA (J.), Repair of posterior composite. *J. Dent. Res.*, 67 (Special Issue, Abstr. n° 872), 1988.

REISBICK (M.), BRODSKY (J.), Strenght parameters of composite resins. *J. Prosth. Dent.*, 26 : 178-185, 1971.

TONN (E.), RYGE (G.), Clinical evaluation of Ful-Fil posterior composite. A three-year report. *J. Dent. Res.*, 65 (Special Issue, Abstr. n° 1202), 1986.

VANHERLE (G.), VERSCHUEREN (M.), LAMBRECHTS (P.), BRAEM (M.), Clinical investigation of dental adhesive systems. Part 1 : An *in vivo* study. *J. Prosth. Dent.*, 55 : 157-163, 1986.

VANHERLE (G.), Communication personnelle, 1988.

VAN KERCKHOVEN (H.), LAMBRECHTS (P.), VAN BEYLEN (M.), DAVIDSON (C.), VANHERLE (G.), Unreacted methacrylate groups on the surface of composite resins. *J. Dent. Res.*, 61 : 791-795, 1982.

WELCH (F.), EICK (D.), Méthode de réduction ou de prévention de la sensibilité postopératoire après l'obturation postérieure en composite. *Odontologia*, 8 : 63-72, 1987.

ZIEMIECKI (T.), DENNISON (J.), CHARBENEAU (G.), Clinical evaluation of cervical composite resin restorations placed without retention. *Oper. Dent.*, 12 : 27-33, 1987.

# 8. L'OBTURATION PROPHYLACTIQUE DES PUITS ET FISSURES

## EXPOSÉ DES MOTIFS

Jusqu'il y a peu, la prévention de la carie dentaire au moyen de techniques de dentisterie opératoire conservatrice n'a pas suscité beaucoup d'enthousiasme dans la profession. Hyatt, 1923, fut un véritable précurseur en ce domaine. Il préconisa la taille de petites cavités, dont la profondeur ne dépassait pas la limite de l'émail, dans les sillons occlusaux des molaires et prémolaires et leur obturation avec de l'amalgame d'argent. L'auteur avait constaté que c'étaient là des endroits de prédilection de la carie dentaire et ultérieurement toutes les statistiques sont venues confirmer que chez les jeunes adolescents, près de 75 % des caries des dents permanentes intéressent ces sites préférentiels. Toutefois, cette technique prophylactique exigeait évidemment l'usage de la fraise et l'entame de tissus dentaires encore intacts et peut-être susceptibles de le rester. D'autre part, le fraisage à une période qui ne connaissait pas encore ni la fraise diamantée ni la turbine suscitait chez l'enfant une crainte compréhensible. Inutile de dire que cette technique n'a que rarement été appliquée dans nos pays européens.

D'autres méthodes, non destructives, ont été préconisées, notamment l'imprégnation au nitrate d'argent ammoniacal ou au chlorure de zinc, sans toutefois, non plus, susciter un grand enthousiasme. Lors de la découverte du rôle du fluor dans la résistance de la dent à la carie, on a fait, à juste titre, un usage très répandu de différentes techniques prophylactiques à base de sels de fluor. On a cependant dû constater que les résultats les plus encourageants se sont manifestés aux surfaces lisses des dents et nettement moins au niveau des fissures des faces occlusales (Markowitz, 1967).

C'est en 1965 qu'on trouve les premières publications concernant une toute nouvelle méthode de prophylaxie anti-carieuse par scellement des puits et fissures au moyen de résine dite adhésive (Gwinnett et Buonocore, 1965 ; Cueto et Buonocore, 1965, 1967). L'adhérence de la résine à la surface de la dent a été rendue possible grâce à la mise au point par Buonocore en 1955 de la technique, qu'on peut qualifier de géniale, de mordançage de l'émail. Il inaugura cette méthode pour rendre adhésive la résine acrylique d'usage à l'époque pour l'obturation esthétique des cavités de classe III. Ce ne fut que dix ans après qu'il songea à l'utiliser pour le scellement prophylactique des puits et fissures. On a, dans ce but, fait usage de différentes résines non chargées. BUONOCORE et son équipe utilisèrent d'abord un cyano-acrylate dénommé Eastman 910. Par la suite, c'est le polyuréthane qui fut identifié dans différents produits tels Epoxylite 9075, Elmex-Protector et Fluor-Protector. Il s'est cependant avéré (ROCK, 1974 ; WILLIAMS et coll., 1978) que, même si les résultats obtenus avec ces substances étaient relativement satisfaisants, leur survie en bouche était de trop courte durée et dès lors moins efficaces que les résines actuelles. Ce sont plutôt des vernis adhésifs qui ne peuvent pas être rangés parmi les véritables résines de scellement pour puits et fissures, communément appelées « sealant », terme que, dans un but de simplification d'énoncé, nous nous permettrons d'utiliser ci-après dans le texte.

A l'heure actuelle, on utilise généralement le Bis-GMA de BOWEN, additionné de résine fluidifiante. On trouve également sur le marché des sealants modifiés, soit par ajout d'un opacifiant ou d'un colorant, soit par l'adjonction d'un petit pourcentage de $SiO_2$ pyrogène. L'intérêt des sealants colorés, tels Concise-White-Sealant, Delton-Tinted et Oralin-PFS, se situe, d'une part, pour le praticien qui visualise ainsi plus aisément le placement de son matériau et sa rétention lors des séances ultérieures de contrôle. Mais cela intéresse également les patients et parents qui peuvent ainsi voir ce que le dentiste a réellement fait et s'apercevoir de la perte éventuelle de la protection résineuse. Signalons cependant que certains parents n'apprécient pas la résine opaque ou colorée qu'ils estiment disgracieuse. L'intérêt des résines chargées, selon STRANG et coll., 1986, serait de mieux résister aux contraintes abrasives.

Le tableau X énumère la plupart des sealants du marché européen avec, en regard, certaines de leurs caractéristiques.

Rappelons que, par un phénomène identique à celui qui est à la base de la rétention adhésive des obturations en composite, la résine appliquée à la surface de l'émail mordancé pénètre dans les mini-anfractuosités sous forme de digitations ou « tags » à une profondeur de 30 à 40 microns. Ce sont ces tags qui ancrent la couche de résine à la surface de l'émail.

Un fait intéressant à signaler est que, lorsque le sealant s'use ou qu'occasionnellement il se détache, la protection anti-carieuse peut persister car l'usure ou la fracture s'opère dans la masse de la résine en gardant intactes les digitations dans les mini-anfractuosités de l'émail et en maintenant donc la protection.

Le durcissement de la résine peut être réalisé par chimiopolymérisation ou par photopolymérisation, soit au départ de rayons ultraviolets ou d'une lampe halogène. Nous croyons que c'est l'irradiation par rayons visibles

TABLEAU X. — **Résines de scellement pour puits et fissures.**

| Résines | Firmes | Polymer | Caractéristiques |
|---|---|---|---|
| Alpha-Seal | Amalgamated Co. | UV | Résine pure |
| Concise-White-Sealant | 3M-Co. | Chimio | Résine opaque |
| Contact-Seal | Vivadent | Chimio | Résine pure |
| Delton | Johnson & Johnson | Chimio | Résine pure |
| | | | Résine opaque |
| | | Li | Résine pure |
| | | | Résine opaque |
| Epoxylite 9075 | Lee Pharmaceutic. | Chimio | Résine pure |
| Estiseal S.C. | Kulzer | Chimio | Résine chargée |
| Estiseal | Kulzer | Li | Résine chargée |
| Helioseal | Vivadent | Li | Résine pure |
| Nuva-Seal PA | Caulk | UV | Résine chargée |
| Nuva-Seal | Caulk | UV | Résine pure |
| Oralin-PFS | S.S.White | Li | Résine colorée |
| Pit & Fissure Sealant | Kerr | Chimio | Résine pure |
| Prismashield | Caulk | Li | Résine chargée |
| Sealite | Kerr | Li | Résine chargée opaque |

*N. B. :* Dans la colonne intitulée Polymer, la technique de polymérisation est indiquée de la façon suivante : *Chimio* pour la polymérisation chimique; pour la polymérisation par photo-induction : *UV* pour l'usage de la lampe ultraviolette et *Li* pour la lampe halogène.

qui est la méthode la plus indiquée. Elle permet de traiter ainsi, à l'aise, en une seule séance; les trois ou quatre faces occlusales d'un quadrant. C'est la méthode que nous décrirons.

## TECHNIQUE CLINIQUE

### Préparation de la dent

Avant de prendre la décision de procéder à une obturation prophylactique des sillons de la face occlusale d'une molaire ou une prémolaire, il faut s'assurer, au moyen d'une radiographie bite-wing, qu'il n'y a pas de carie proximale. Dans ce cas, en effet, il y aurait lieu de programmer la préparation d'une cavité de classe II et son obturation avec de l'amalgame ou du composite.

L'assurance étant acquise, on procédera à un nettoyage parfait de la ou des dent(s) à traiter. On fera usage d'une pâte à base de poudre de pierre ponce et d'eau (lait de ponce), à l'exclusion de toute préparation commerciale qui contient généralement des substances grasses ou huileuses pouvant entraver le bon déroulement du mordançage. On nettoiera d'abord les sillons de la face occlusale à l'aide d'une brossette rotative pointue pénétrant plus aisément dans la profondeur des fissures et ensuite le reste de la dent au moyen d'une cupule en caoutchouc copieusement enduite de lait de ponce.

On explore ensuite la profondeur des sillons à l'aide d'une sonde acérée, dont on fait simultanément usage pour opérer un léger curetage. Cette opération libère parfois des minuscules débris coincés, dont la présence empêcherait l'action de l'acide et la pénétration de la résine. Une sonde qui reste plantée fait soupçonner la présence de carie. Dans ce cas il faut élargir légèrement la fissure avec une fraise diamantée hyperboloïdale (voir fig. C, *g* en fin de volume). Si on ne découvre pas de carie, le sillon élargi sera de toute façon aussi bien, si pas mieux, scellé par après. En effet, si la résine n'est pas parvenue à pénétrer dans le fond de la fissure, elle formera une espèce de pont prenant point d'appui sur les versants cuspidiens et cette structure peu résistante risque de s'effondrer sous la pression masticatrice. C'est certainement une des causes de la perte partielle ou totale des sealants.

Dans l'optique de la décision à prendre pour savoir s'il faut ou non élargir les sillons, il est bon de se souvenir qu'il existe des sillons de forme relativement disparate. Il y a des sillons à peine esquissés se signalant par une simple ondulation de la face occlusale (fig. 8-1*a*). D'autres prennent la forme d'un V plus ou moins prononcé (fig. 8-1*b*). Il y en a, enfin, qui s'avèrent profonds et de forme rétentive (fig. 8-1*c*). Il est évident que si les premiers ne posent aucun problème en ce qui concerne l'accumulation de plaque, les seconds encourent un certain risque à cet égard et une application prophylactique de résine de protection trouve ici une excellente indication. Quant au troisième type, il est certain qu'un examen minutieux et une exploration à la sonde permettraient de déceler une enduction de plaque, voire la présence de débris alimentaires. Dans ce cas un léger élargissement des fissures avant la pose de résine prophylactique nous semble tout à fait indiqué.

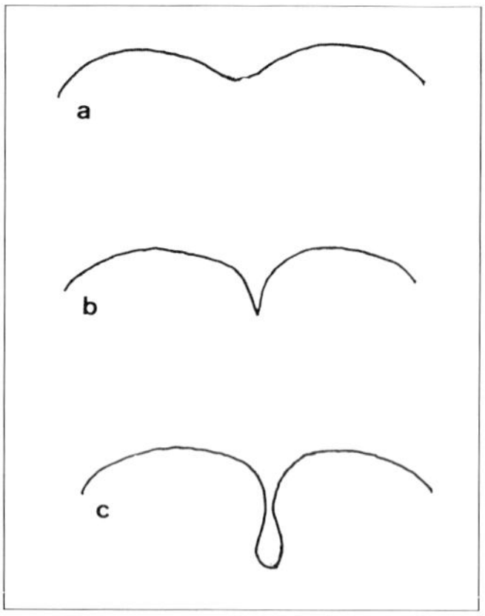


**Fig. 8-1.** Trois formes de fissures.

Signalons ici que l'élargissement systématique des sillons est un procédé préconisé par

Simonsen, 1980, ainsi que par Le Bell et Forsten, 1980. Si, après élargissement, on ne décelle aucune carie, il n'y a rien de mal fait. S'il y a carie mais qu'elle ne dépasse pas la jonction émail-dentine, la cavité, après enlèvement du tissu carié, n'est pas approfondie mais scellée, telle quel, avec la résine adhésive. Si la carie pénètre jusque dans la dentine nous devons appliquer la solution préconisée pour la taille d'une cavité de la classe I (voir chapitre 5).

Que nous procédions ou non à l'élargissement des fissures douteuses, nous conseillons de traiter à la même séance et en même temps toutes les molaires et prémolaires d'un même quadrant.

Les dents une fois nettoyées et certains sillons éventuellement élargis, on fait mordre le patient à plusieurs reprises sur un papier d'articulation non gras, de façon à marquer les contacts occlusaux. Cette précaution permettra de se rendre compte jusqu'où on pourra étaler la résine sans créer une surocclusion et on évitera ainsi des retouches fastidieuses *in fine*.

## Isolation

Si la conscience professionnelle du praticien l'incite à rechercher la perfection, il se donnera la peine d'isoler le quadrant à traiter au moyen de la digue. Il y percera le nombre de perforations correspondant au nombre de dents à soigner. Un crampon est placé sur la dent la plus postérieure du quadrant et, après avoir amené les dents dans les orifices préparés, un fil de coton ou un petit morceau de digue est coincé à la face mésiale de la première dent de la série. Ceci maintiendra la digue en place sans l'aide d'autres crampons ou ligatures.

Il est parfois impossible de placer un crampon sur une dent qui vient récemment de faire son irruption. C'est cependant le moment idéal pour procéder au placement d'une résine de protection. Il faudra donc parfois se contenter d'isoler le quadrant à l'aide de rouleaux de coton, mais la technique doit en être impeccable. Il faut veiller, pendant toute la durée de l'intervention, à la parfaite isolation de la dent et s'assurer continuellement qu'aucune trace d'humidité ne vienne contaminer l'aire de travail. La siccité du champ opératoire est probablement le facteur de réussite le plus important et, en cas de chute précoce du sealant, c'est sans doute l'émail mal conditionné qui en aura été la cause.

Nous nous en voudrions toutefois de ne pas signaler un fait rassurant pour les adversaires inconditionnels de la digue. Straffon et coll., 1984, ont, au cours d'une expérience clinique sur 52 surfaces occlusales, isolé dans chaque bouche un côté au moyen d'une digue et l'autre à l'aide de rouleaux de coton. Après 36 mois, ils n'ont constaté, en ce qui concerne le maintien du sealant, aucune différence significative entre les deux techniques d'isolation.

L'isolation une fois obtenue, on sèche les dents concernées à l'aide d'un jet d'air tiède avant de passer à l'étape suivante.

## Mordançage

En ce qui concerne la technique de mordançage, nous renvoyons le lecteur au paragraphe du chapitre 3 qui traite du sujet en détail et que nous conseillons de relire avec attention.

Reprenons en particulier quelques conseils :
- faire plutôt usage de gel coloré, plus aisé à manipuler et à contrôler ;
- faire usage d'un dispositif de mise en place sous forme de seringue tel le Scotchflow de 3M Co. ;
- songer que pour les dents lactéales, qui constituent un objectif de choix, il faut prolonger la durée d'application jusqu'à 90 secondes ;
- rincer abondamment en maintenant en place le dispositif d'isolation ;
- en cas d'isolation au moyen de rouleaux de coton, retirer ceux-ci sans toucher aux dents concernées, car le coton est non seulement imprégné d'eau mais aussi de salive ;
- sécher à la perfection en recherchant l'aspect crayeux de l'émail correctement mordancé.

## Application de la résine de scellement

Nous avons signalé que la résine la plus utilisée est celle préconisée par Bowen pour servir de base à la plupart des composites, c'est-à-dire le produit de la réaction du biphénol A et du méthacrylate de glycidyle, le Bis-GMA. Cette résine durcit par polymérisation, obtenue soit par catalyse chimique, soit par photocatalyse. Nous ne traiterons ici que de la technique de la photocatalyse au départ de la lumière visible d'une lampe halogène, déjà décrite au chapitre 4, technique la plus largement utilisée. Ce procédé n'exige qu'une seule résine et évite de la sorte l'opération du mélange, comme c'est le cas pour la chimiopolymérisation.

La résine est placée à la surface occlusale des dents conditionnées, de préférence à l'aide d'un pinceau. Il est bon toutefois d'explorer, en plus, la profondeur du sillon à l'aide d'une sonde courbe acérée, pour déplacer les bulles d'air qui pourraient s'y trouver enfermées, et aider la résine à pénétrer au fond des fissures. Il ne faut toutefois pas prolonger cette petite intervention au-delà de quelques secondes. Il faut en plus être attentif à ne pas recouvrir les zones de contact occlusal. A ce stade, les traces de papier carbone ayant probablement disparues, on ne peut être guidé que par l'aspect crayeux de l'émail correctement mordancé.

Si l'on fait usage d'un sealant chimiopolymérisable, il faut être attentif au temps qui s'écoule à partir du mélange de la résine de base et des ingrédients catalytiques, qui prend déjà une quinzaine de secondes. Afin de ne pas entraver par la suite le processus de polymérisation, on a intérêt à avoir terminé les manipulations de placement avant l'écoulement de la minute. Par contre, si l'on fait usage d'un sealant photopolymérisable, il n'y a pas lieu de se presser pour répartir la résine dans l'ensemble des fissures, car la polymérisation ne débutera qu'au moment où nous l'exposerons aux rayons.

La firme Johnson & Johnson a mis en vente un appareil dispensateur qui facilite grandement l'application du sealant, même à la face occlusale des dents supérieures. Il s'agit du « Direct Delivery System » (fig. 8-2). La résine de scellement est conditionnée en cartouches dont chacune contient une quantité suffisante pour le traitement d'un quadrant entier. Il suffit d'une simple pression du doigt pour instiller, par petites portions, le sealant dans les fissures les plus inaccessibles.

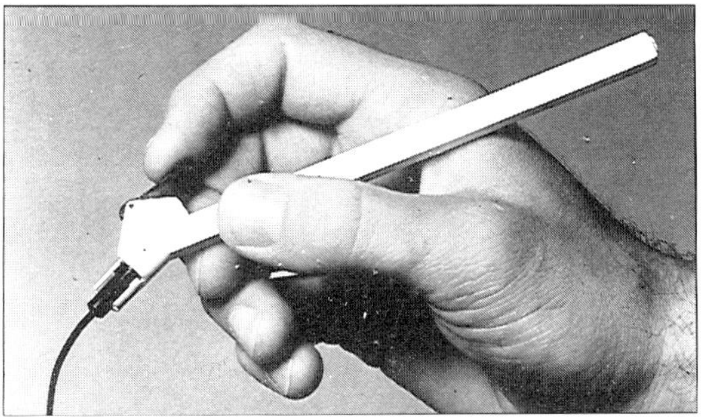

**Fig. 8-2.** Le « Direct Delivery System » de J. &. J. *(Document aimablement mis à notre disposition par la firme Johnson & Johnson.)*

## Polymérisation

Nous avons émis il y a un instant quelques considérations concernant la chimiopolymérisation. Voici, à présent, la description de la technique attachée à la photopolymérisation. Celle-ci s'applique soit en exposant le sealant mis en place aux irradiations d'une lampe ultraviolette, soit, et de préférence, à la source de lumière visible d'une lampe halogène. On promène l'extrémité du tube directionnel d'une dent à l'autre, de telle façon que chacune d'elles soit irradiée au moins pendant une minute s'il s'agit d'une lampe ultraviolette, et pendant 20 secondes s'il s'agit d'une lampe halogène. Il est préférable de ne pas mettre l'embout au contact de la résine, de peur de l'y voir adhérer mais, pour une action rapide et efficace optimale, la distance entre elle et l'embout ne peut pas dépasser 2 mm.

Une exploration au moyen d'une sonde nous donnera une idée du durcissement superficiel du sealant et de son adhérence à l'émail. Il faut toutefois songer aux fissures profondes et ne pas hésiter à prolonger la durée de l'irradiation, prolongation qui ne peut d'aucune façon être préjudiciable.

Si, après inspection, on constate un manque de sealant à un endroit quelconque, il est aisé et tout à fait justifiable d'ajouter une goutte de résine et de l'irradier à nouveau.

Souvenons-nous qu'en fin de polymérisation il reste toujours une pellicule de résine non durcie par suite de l'effet inhibiteur de l'oxygène atmosphérique. On conseille de se débarrasser de cet enduit à l'aide d'une boulette d'ouate, afin d'éviter au patient une sensation un peu inattendue d'un matériau non durci. Notons que l'effet inhibiteur de l'oxygène est moins important chez les composites photopolymérisables.

Le contrôle final se fera lorsque la digue aura été enlevée ou qu'on aura dégagé le vestibule de ses rouleaux de coton. Il s'agit d'une vérification d'occlusion avec un papier d'articulation. S'il y a lieu, les retouches se feront, de préférence, avec une pointe en pierre d'Arkansas qui ne nécessite pas de polissage ultérieur. De toute façon, un défaut d'occlusion passé inaperçu serait rapidement corrigé, car la résine serait bien vite abrasée par l'attrition.

## Restaurations préventives

Nous avons évoqué dans un des chapitres précédents les tendances actuelles et l'opportunité d'obturer les cavités de la classe I au moyen de composite. Nous avons à cet égard émis la possibilité de préparer une cavité relativement classique munie d'un biseau périphérique. Cette technique assez mutilante ne devrait être appliquée que lorsque la carie a envahi la quasi-totalité des fissures occlusales et a, en plus, entamé la dentine. Si la pénétration carieuse n'intéresse qu'une partie des sillons, un procédé moins agressif peut être appliqué. On n'ouvre que les sillons suspects avec une petite fraise diamantée, en extirpant, ensuite, avec une fraise ronde, la dentine cariée. Il est inutile d'ouvrir, en plus, les fissures intactes, mais il faut scruter attentivement les possibles infiltrations carieuses à la jonction émail-dentine, sans omettre d'éliminer, pour finir, les prismes d'émail non soutenus.

On applique ensuite méticuleusement les opérations subséquentes : toilette de la cavité et de la dent, isolation, mordançage, après une éventuelle protection dentinaire, séchage, application de résine de liaison dans la partie cavitaire, pose du composite, photopolymérisation de celui-ci et, enfin, application préventive de sealant dans les autres fissures de la face occlusale. La technique de restauration préventive est, comme nous pouvons le constater, un procédé mixte : obturation de la cavitation carieuse et scellement préventif des fissures intactes.

# RÉSULTATS

On est en droit de se demander quel est, pour les dents ainsi conditionnées, le bénéfice de ce traitement prophylactique. D'emblée trois questions surgissent : 1) Combien de temps le sealant reste-t-il fixé dans les puits et fissures ? 2) Y a-t-il une résine ou une méthode qui semble donner de meilleurs résultats ? 3) L'incidence de la carie est-elle diminuée dans le groupe de dents soumises à ce traitement ?

Le tableau XI relate les principaux travaux publiés en ce domaine et schématise les réponses aux questions que nous nous sommes posées.

En examinant les données de ce tableau, nous constatons que certaines expériences donnent des résultats fort encourageants, mais que d'autres sont moins probantes. Dans les quatre expériences cliniques qui font usage de cyano-acrylate (Eastman 910), la moyenne de rétention complète après 12 mois est de l'ordre de grandeur de 70 %, malgré un résultat très médiocre enregistré par Ripa et Cole, 1970. Ce résultat moins brillant serait dû au fait que des dents de lait, réputées plus difficiles à mordancer, avaient été incorporées dans l'expérience.

En faisant la moyenne des résultats obtenus avec Nuva-Seal, on obtient, après 12 mois, une rétention complète de l'ordre de grandeur de 84 % et, après 2 ans, de 72 %, après 3 ans de 64 % et après 5 ans de 41 %. La moyenne des résultats obtenus avec Delton est un peu meilleure. Elle est de 86 % après 1 an, de 82 % après 3 ans et de 58 % après 6 ans. Le Concise-Enamel-Bond et/ou White-Sealant donnent une moyenne très encourageante, variant, selon les expérimentateurs, de 90 à 93 % après 3 ans.

On remarque, d'autre part, sur ce tableau qu'au début certains expérimentateurs (Ripa et Cole, 1970) ont constaté une durée de vie moindre pour les scellements sur dents lactéales. Cette apparente anomalie fut expliquée par le fait de l'existence d'émail aprismatique à la surface des dents de lait, émail plus difficilement entamé par l'acide de mordançage (Buonocore, 1971 ; Gwinnett, 1973). Dès l'instant où les expérimentateurs furent informés de la chose, ils prolongèrent le temps de mordançage et obtinrent des résultats équivalents à ceux enregistrés pour les dents permanentes (Gourley, 1975 ; Goying et coll., 1986 ; Doyle et coll., 1978 ; Simonsen, 1977 et 1981).

On constate également que les résultats obtenus avec les sealants chimiopolymérisables sont meilleurs que ceux enregistrés par les résines polymérisées aux UV. Cela est probablement dû à une moins bonne action en profondeur des rayons UV. Les nouveaux sealants polymérisés aux rayons visibles, plus pénétrants, devraient poser moins de problèmes à cet égard. Nous n'avons toutefois pas pu trouver dans la littérature des résultats concernant des expérimentations de longue durée faites avec ce type de résine de scellement.

TABLEAU XI. — **Principales expérimentations cliniques concernant les sealants.**

| Dates | Auteurs | Mois | Produits | Nombre de dents | % cons. | % caries |
|---|---|---|---|---|---|---|
| 1967 | CUETO et coll. | 12 | Cyano-acrylate | 601 P | 71,2 | 85,3 |
| 1968 | ROYDHOUSEN | 12 | Bis-GMA | 200 P | 87,5 | — |
| 1970 | RIPA et coll. | 12 | Cyano-acrylate | 244 P-L | 32,4 | 84,3 |
| 1971 | BUONOCORE | 24 | Cyano-acrylate | 113 P | 87,0 | 99,0 |
| 1973 | HINDING et coll. | 24 | Cyano-acrylate | 187 P | 89,0 | 100 |
| 1973 | McCUNE et coll. | 12 | Nuva-Seal | 900 P | 83,8 | 84,8 |
| 1973 | LUOMA et coll. | 6 | Nuva-Seal | 362 P | 99,0 | 93,0 |
| 1974 | ROCK | 24 | Nuva-Seal | 170 P | 80,0 | 99,3 |
| | | | Epoxylite 9075 | 167 P | 50,5 | 64,6 |
| 1974 | SOMMERMATER et coll. | 18 | Nuva-Seal | 250 P | 90,0 | 88,0 |
| 1975 | BURT et coll. | 6 | Nuva-Seal | 310 P | 39,0 | — |
| 1975 | GOURLEY | 24 | BPA-GMA-UV | 253 P-L | 78,0 | 58,0 |
| 1976 | BOANINI et coll. | 12 | Delton | 275 P | 91,6 | — |
| 1976 | CHARBENEAU et coll. | 18 | Kerr P&F Sealant | 384 P | 74,0 | 75,9 |
| 1976 | GOING et coll. | 24 | Nuva-Seal | 499 P-L | 69,3 | 55,0 |
| 1976 | THYLSTRUP et coll. | 12 | Concise-Enamel-Bond | 305 P | 73,0 | 69,0 |
| 1976 | ULVESTAD | 36 | Concise dilué | 204 P | 92,0 | — |
| | | | Nuva-Seal | 281 P | 67,0 | — |
| 1978 | DOYLE et coll. | 60 | Nuva-Seal | 2 052 P-L | 61,0 | — |
| 1978 | RICHARDSON et coll. | 24 | Concise-Enamel-Bond | 352 P | 85,8 | 80,0 |
| 1978 | WILLIAMS et coll. | 24 | Nuva-Seal | 581 P | 62,0 | — |
| | | | Epoxylite 9075 | 100 P | 44,0 | — |
| 1979 | BAGRAMIAN et coll. | 36 | Nuva-Seal | 985 L | 60,9 | — |
| 1979 | BROOKS et coll. | 36 | Nuva-Seal | 237 P | 60,0 | — |
| | | | Delton | 239 P | 80,0 | — |
| 1980 | LE BELL et coll. | 30 | Concise-Enamel-Bond | 156 P | 93,0 | — |
| 1980 | MESSER et coll. | 36 | Bis-GMA | 1 419 P | 50,0 | 88,0 |
| 1981 | BALL | 24 | Concise-Enamel-Bond | 382 P | 94,0 | — |
| 1981 | LI et coll. | 24 | Delton | 422 P | 92,0 | — |
| | | | Nuva-Seal | 422 P | 78,0 | — |
| 1981 | RICHARDSON et coll. | 60 | Nuva-Seal | 812 P | 20,7 | 57,9 |
| 1981 | SIMONSEN | 36 | Concise-White-Sealant | 941 P | 94,4 | — |
| 1982 | ANSON et coll. | 36 | Delton | 88 P | 85,0 | — |
| | | | Nuva-Seal | 88 P | 67,0 | — |
| 1982 | FUKS et coll. | 12 | Enamelite | 110 P | 55,3 | — |
| | | | Kerr P&F Sealant | 110 P | 69,1 | — |
| 1982 | LOW | 24 | Nuva-Seal + fluorisation | 470 P | 71,1 | 76,8 |
| 1982 | ROCK et coll. | 12 | Delton | 226 P | 76,0 | — |
| | | | I.C.I. P&F Sealant | 226 P | 75,0 | — |
| 1982 | SHAPIRA et coll. | 12 | Delton | 122 P | 91,0 | — |

TABLEAU XI *(Suite)*.

| Dates | Auteurs | Mois | Produits | Nombre de dents | % cons. | % caries |
|---|---|---|---|---|---|---|
| 1983 | BERKENBOOM | 48 | Concise-White-Sealant | 91 P | 62,8 | — |
| | | | Delton | 91 P | 70,5 | — |
| 1983 | HOUPT et coll. | 72 | Delton | 315 P | 58,0 | 56,0 |
| 1984 | DENNISON et coll. | 84 | Résine chargée | 25 P | 56,0 | — |
| 1984 | JENSEN et coll. | 24 | Différentes résines | 503 P | 26,5 | — |
| 1984 | MERTZ-FAIRHURST et coll. | 84 | Delton | 150 P | 66,0 | — |
| | | | Nuva-Seal | 146 P | 31,0 | — |
| 1985 | BROOKS et coll. | 11 | Concise-White-Sealant | 120 P | 91,0 | — |
| | | | Oralin | 122 P | 94,0 | — |
| | | | Delton | 124 P | 92,0 | — |
| 1986 | VRBIC | 60 | Résine non chargée | 293 P | 52,0 | 55,0 |
| | | | | 60 L | 23,0 | 43,0 |

*N.B.* : Dans la colonne intitulée : nombre de dents, les lettres *P* et *L* signifient : dents permanentes et lactéales. L'avant-dernière colonne relate le pourcentage de sealants conservés et la dernière colonne relate le pourcentage de diminution de caries donné par quelques auteurs.

Par contre, le procédé de restauration préventive mixte dont nous avons déjà parlé dans le chapitre précédent consacré aux cavités et obturations de la classe I, et qui fait usage de composite et de sealant, a été expérimenté avec succès par MERTZ-FAIRHURST et coll., 1986. Ces auteurs ont constaté que du tissu carié, gardé intentionnellement dans un but de contrôle, s'est avéré, après 17 mois, être bactériologiquement négatif et cliniquement inactif. Ils ont conclu qu'une telle obturation préventive mixte pouvait effectivement jouer le rôle d'arrêt du processus carieux. D'autre part, HOUPT et coll., 1986, ont obtenu avec ce procédé, après 5 ans, une rétention complète de 72 %, 7 % de récidive de carie et 6 % de perte d'obturation.

Le tableau XI relate également les résultats de certaines expériences cliniques qui ont fait usage d'une technique légèrement différente, dans la mesure où l'application du sealant est précédée d'un élargissement des fissures avec une fraise diamantée. C'est principalement SIMONSON, 1978, qui a expérimenté cette technique avec de fort bons résultats. Cet élargissement des fissures lui permet de s'assurer de l'absence de carie et, au cas où il découvre du tissu carié, ce fraisage permet de l'éliminer. Ce même auteur (SIMONSON, 1981) préconise l'emploi d'une résine non plus transparente, mais opacifiée par l'adjonction de dioxyde de titane (White-Sealant de 3M), ce qui permet de mieux visualiser la perfection du placement et de plus aisément contrôler ultérieurement le maintien de la résine (fig. 8-3).

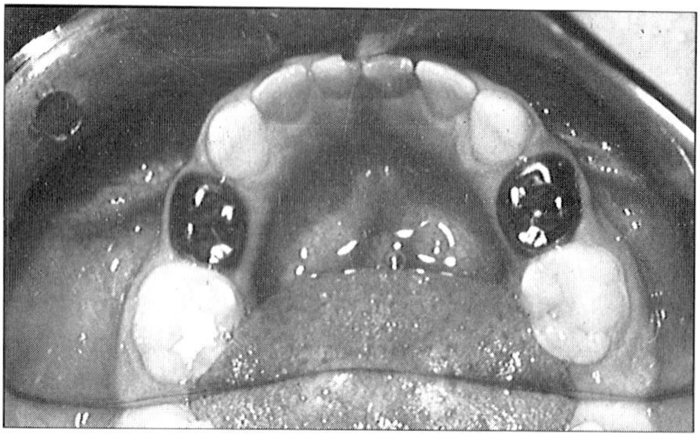

**Fig. 8-3.** Deux sealants : à droite un sealant pur, à gauche un sealant opaque, ce dernier plus aisément repérable. *(Document aimablement mis à notre disposition par* C. DEMARS-FREMAULT.*)*

# CONSIDÉRATIONS D'ORDRE BIOLOGIQUE

On est en droit de se demander si cette technique de scellement de puits et fissures, relativement révolutionnaire à l'époque, ne nous confronte pas avec certains problèmes d'ordre biologique. Voici les principales questions que l'on s'est posé, et les réponses rassurantes.

1. *Le mordançage de l'émail par l'acide n'est-il pas préjudiciable pour l'organe pulpo-dentinaire ?*

A cette question, nous avons déjà répondu précédemment en démontrant que l'effet térébrant de l'acide ne se faisait pas ressentir au-delà de 25 à 30 microns et que, dès lors, l'organe pulpo-dentinaire ne pouvait, en aucun cas, en être affecté.

2. *Au cas où la résine de recouvrement venait à lâcher, l'émail mordancé ne pourrait-il pas devenir une proie facile pour l'attaque carieuse ?*

Pour répondre à cette question, nous avons également déjà cité les travaux de LENZ et MUHLEMAN, 1963, ainsi que ceux d'ALBERT et GRENOBLE, 1971, qui montrent que, dans le milieu salivaire, la reminéralisation de l'émail pouvait se faire en quelques jours. Bien plus, selon HINDINGS, 1974, l'effet anti-cariogène se maintient, même après la perte de l'adhésif. Selon cet auteur, ce serait grâce aux incrustations de résine qui sont restées dans les mini-anfractuosités créées par le mordançage.

3. *Que se passe-t-il lorsque l'on scelle une fissure qui est déjà cariée ?*
Disons de suite qu'il est préférable de déceler la carie et d'élargir la fissure, comme l'a préconisé SIMONSEN, 1978. Il se peut, cependant, qu'une carie puisse passer inaperçue. Dans ce cas, il n'y a pas trop de souci à se faire, car aucun auteur n'a encore signalé le développement de caries sous une résine correctement appliquée et restée en place. D'autre part, HANDELMAN et coll., 1972, 1973, ont constaté, après un mois, une diminution de 50 % du nombre de micro-organismes cultivables et, après 6 mois, leur quantité se réduit au 1/300 de celle du début. Des expériences cliniques de JERONIMUS et coll., 1975, et de MERTZ-FAIRHURST et coll., 1986, sont venues confirmer ces constatations rassurantes.

4. *Si l'émail d'une dent, qui vient de faire éruption, était mordancé et recouvert d'un sealant, continuerait-il sa maturation normale ?*
Aucune réponse n'a encore été donnée à cette question que nous nous sommes posée.

# CONCLUSIONS

Nous croyons pouvoir affirmer que le scellement prophylactique des puits et fissures au moyen de sealant est un acquis incontestable dans le domaine de la prévention. Son impact sur la diminution des caries occlusales est à mettre en parallèle avec celui du fluor en ce qui concerne les caries proximales. En plus, contrairement à la fluoration, ce mode de prévention n'est pas contesté par certains représentants de la Santé Publique. Son innocuité pour la dent soumise à ce traitement est pleinement prouvée et n'est pas sujet à controverse. Le coût du traitement est sans nul doute inférieur à celui qui résulterait des obturations ultérieures des dents non protégées. Il est donc hautement souhaitable que cette technique de prévention de la carie dentaire soit beaucoup plus largement appliquée. Elle devrait l'être impérativement aux enfants à risque : les handicapés difficiles à soigner lors de l'apparition ultérieure de caries et surtout les enfants cardiopathes. Nous n'hésitons pas à ajouter que ce traitement prophylactique devrait être repris dans la nomenclature des soins dentaires remboursables par la Sécurité Sociale dans les pays où ce ne serait pas encore le cas.

## Bibliographie

ALBERT (M.), GRENOBLE (D.), An *in vivo* study of enamel remineralization after acid etching. *J. South. Calif.*, 39 : 747, 1971.

ANSON (R.), FULLI (C.), WEI (S.), Retention of pit and fissure sealants placed in a dental school pedodontic clinic. *Pediat. Dent.*, 4 : 22-26, 1982.

BAGRAMIAN (R.), SRIVASTAVA (S.), GRAVES (R.), Pattern of sealant retention in children receiving a combination of caries preventive methods : three-years results. *J. Amer. Dent. Ass.*, 98 : 46-50, 1979.

BALL (I.), Pit and fissure sealing with Concise enamel bond. *Brit. Dent. J.*, 151 : 220-222, 1981.

BERKENBOOM (M.), Étude clinique de deux sealants autopolymérisables : Concise et Delton. Mémoire de spécialisation en pédodontie. École de Médecine Dentaire, Université Catholique de Louvain, 1983.

BOJANINI (J.) et coll., Effectiveness of pit an fissure sealants in the prévention of caries. *J. Prev. Dent.*, 3 : 31, 1976.

BROOKS (J.), MERTZ (E.), DELLA-GIUSTINA (V.), WILLIAMS (J.), FAIRHURST (C.), A comparative study of two pit and fissure sealants : two year results. *J. Amer. Dent. Ass.*, 98 : 722-725, 1979.

BROOKS (J.), AZHDARI (S.), ASHRAFI (M.), A comparative study of three tinted unfilled pit and fissure sealants. *Clin. Prevent. Dent.*, 7 : 4-10, 1985.

BUONOCORE (M.F.), Caries prevention in pits and fissures sealed with an adhesive resin polymerized by ultraviolet light : A two-year study of a single adhesive application. *J. Amer. Dent. Ass.*, 82 : 1090, 1971.

BURT (B.A.), BERMAN (D.S.), GELBIER (S.), SILVERSTONE (L.M.), Retention of a fissure sealant six months after application. *Brit. Dent. J.*, 138 : 98-100, 1975.

CHARBENEAU (G.), DENNISON (J.), RYGE (G.), A filled pit and fissure sealant : 18 months results. *J. Amer. Dent. Ass.*, 95 : 299, 1977.

CHARBENEAU (G.), DENNISON (J.), Ten-year clinical evaluation of a pit and fissure sealant. *J. Dent. Res.*, 64 (Special Issue, Abstr. n° 309), 1984.

CUETO (I.), BUONOCORE (M.), Adhesive sealing of pits and fissures for caries prevention. *J. Dent. Res.*, (Special Issue, Abstr. n° 400), 1965.

CUETO (I.), Sealing of pits and fissures with an adhesive compound and its use in prevention of caries. Thèse, University of Rochester, 1965.

CUETO (I.), BUONOCORE (M.), Sealing of pits and fissures with an adhesive resin: its use in caries prevention. *J. Amer. Dent. Ass.*, 75 : 121-128, 1967.

DAVIDSON (C.), ARENDS (J.), Composieten en Fissuurlakken. Alphen aan Rijn/Brussel, Stafleu en Tholen, édit., 1980.

DENNISON (J.), STRAFFON (L.), Clinical evaluation comparing sealant and amalgam after seven years. *J. Dent. Res.*, 63 (Special Issue, Abstract n° 401), 1984.

DESPREZ (D.), FISZON (E.), Les résines de scellement des pertuis et fissures de l'émail. Données et concepts actuels. *Rev. Odonto-Stomat.*, 14 : 9-19, 1985.

DOYLE (W.), BROSE (J.), A five-year study of the longevity of fissure sealants. *J. Dent. Child.*, 45 : 127-129, 1978.

FUKS (A.), EIDELMAN (E.), BITON (N.), SHAPIRA (J.), A comparison of the retentive properties of two filled resins used as fissure sealant. *J. Dent. Child.*, 49 : 127-130, 1982.

GOING (R.), HAUGH (L.), GRAINGER (D.), CONTI (A.), Two-year clinical evaluation of a pit and fissure sealant. *J. Amer. Dent. Ass.*, 92 : 388-397 et 578-585, 1976.

GOURLEY (J.), A two-year study of a fissure sealant. *J. Public Health Dent.*, 35 : 132-137, 1975.

GWINNETT (A.), BUONOCORE (M.), Adhesives and caries prevention. A preleminary report. *Brit. Dent. J.*, 119 : 77-80, 1965.

GWINNETT (A.), Human prismless enamel and its influence on sealant penetration. *Arch. Oral Biol.*, 18 : 441-444, 1973.

GWINNETT (A.), RIPA (L.), Penetration of pit and fissure sealants into conditionned human enamel *in vivo*. *Arch. Oral Biol.*, 18 : 435, 1973.

HANDELMAN (S.), BUONOCORE (M.), HESECK (D.), A preliminary report the effect of fissure sealant on bacteria in dental caries. *J. Prosth. Dent.*, 27 : 390, 1972.

HANDELMAN (S.), BUONOCORE (M.), SCHOUTE (P.), Progress report on the effect of fissure sealants on bacteria in dental caries. *J. Amer. Dent. Ass.*, 87 : 1189-1191, 1973.

HARDISON (J.), COLLIER (D.), SPROUSEL (L.), VAN CLEVEN (M.), HOGAN (A.), Retention of pit and fissure sealant on the primary molars of 3- and 4- year-old children after 1 year. *J. Amer. Dent. Ass.*, 114 : 613-615, 1987.

HINDING (J.), Extended cariostasis following loss of pit and fissure sealant from human teeth. *J. Dent. Child.*, 41 : 41-43, 1974.

HOROWITZ (H.), HEIFETZ (S.), POULSON (S.), Retention and effectiveness of a single application of an adhesive sealant in preventing occlusal caries : five-year-results. *J. Amer. Dent. Ass.*, 95 : 1133-1139, 1977.

HOUPT (M.), SHEY (Z.), The effectiveness of a fissure sealant after six years. *Pediat. Dent.*, 5 : 104-106, 1983.

HOUPT (M.), EILDELMAN (E.), SHEY (Z.), FUKS (A.), CHOSAK (A.), The composite sealant restoration. Five-year results. *J. Prosth. Dent.*, 55 : 164-168, 1986.

HYATT (T.), Prophylactic odontotomy. *Dent. Cosmos*, 65 : 234, 1923.

JENSEN (E.), HANDELMAN (S.), PEREZ-DIEZ (F.), Quantitative assessment of wear of four sealants over two years. *J. Dent. Res.*, 63 (Special Issue, Abstr. n° 398), 1984.

JERONIMUS (D.), TILL (M.), SVEEN (O.), Reduced viability of microorganisms under dental sealants. *J. Dent. Child.*, 42 : 275-280, 1975.

LE BELL (Y.), FORSTEN (L.), Sealing of preventively enlarged fissures. *Acta Odont. Scand.*, 38 : 101-104, 1980.

LEE (H.), ORLOWSKY (J.), SCHEIDT (G.), LEE (J.), Effects of acid etchants on dentin. *J. Dent. Res.*, 52 : 1228-1233, 1973.

LENZ (H.), MUHLEMAN (H.), Repair of etched enamel exposed to the oral environment. *Helv. Odont. Acta*, 7 : 47-49, 1963.

LI (S.), SWANGO (P.), GLALSDEN (A.), HEIFETZ (S.), Evaluation of the retention of two types of pit and fissure sealants. *Comm. Dent. Oral Epid.*, 9 : 151-158, 1981.

LOW (T.), The combined application of topical fluoride and fissure sealant : results after two years. *J. Oral Rehab.*, 9 : 1-5, 1982.

LUOMA (H.), MEURMAN (J.), HELMINEN (S.), HEIKKILA (H.), Retention of a fissure sealant with caries reduction in Finnish children after six months. *Scand. J. Dent. Res.,* 81 : 510-512, 1973.

MARKOWITZ (A.), Dental practice in a fluoridates community. *J. N.-Y. Dent. Soc.*, 38 : 200-205, 1967.

McCUNE (R.), HOROWITZ (H.), HEIFETZ (S.), CVAR (J.), Pit and fissure sealants : one-year results from a study in Kalispell. *J. Amer. Dent. Ass.*, 87 : 1177-1180, 1973.

MERTZ-FAIRHURST (E.), FAIRHURST (C.), WILLIAMS (J.), DELLA-GIUSTINA (V.), BROOKS (J.), A comparative clinical study of two pit and fissure sealants : 7-year results. *J. Amer. Dent. Ass.*, 109 : 252-255, 1984.

MERTZ-FAIRHURST (E.), SCHUSTER (G.), FAIRHURST (C.), Arresting caries by sealants : results of a clinical study. *J. Amer. Dent. Ass.*, 112 : 194-197, 1986.

MESSER (L.), CLINE (J.), Relative caries experience of sealed versus unsealed permanent posterior teeth : a three-year study. *J. Dent. Child.*, 47 : 175-182, 1980.

MEURMAN (J.), NEVASTE (M.), The intermediate effect of low-viscous fissure sealants on the retention of resin restoratives *in vitro*. *Proc. Fin. Dent. Soc.*, 71 : 96-101, 1975.

MEURMAN (J.), HELMINEN (K.), LUOMA (H.), Caries reduction over 5-years from a single application of a fissure sealant. *Scand. J. Dent. Res.*, 86 : 153-156, 1978.

MILHAUSE (R.), STEVEN (A.), MOLNICK (C.), Clinical application and evaluation of two light activated color modifiers for composite resin restorations. *N.-Y. State Dent. J.*, 49 : 397-398, 1983.

RICHARDSON (A.), WALDMAN (R.), GIBSON (G.), VAN COUVER (B.), The effectiveness of a chemically polymerized sealant in preventing occlusal caries : a two-year report. *J. Canad. Dent. Ass.,* 269-282, 1978.

RICHARDSON (A.), SMITH (D.), HARGREAVES (J.), A five-year clinical evaluation of the effectiveness of a fissure sealant in mentally retarded Canadian children. *Comm. Dent. Oral Epid.*, 9 : 170-174, 1981.

RIPA (L.), COLE (W.), Occlusal sealing and caries prevention : results 12 months after a single application of adhesive resine. *J. Dent. Res.*, 49 : 171-173, 1970.

ROCK (W.), Fissure sealants : further results of clinical trials. *Brit. Dent. J.*, 136 : 317-321, 1974.

ROCK (W.), EVANS (R.), A comparative study between a chemicaly polymerized fissure sealant resin and a light cured resin. *Brit. Dent. J.*, 152 : 232-234, 1982.

ROYDHOUSE (R.), Prevention of occusal fissure caries by use of a sealant : a pilot study. *J. Dent. Child.*, 35 : 253-262, 1968.

SHAPIRA (J.), LEIDELMAN (E.), The influence of mechanical preparation of enamel prior to etching on the retention of sealants. *J. Pedodont.*, 6 : 283-287, 1982.

SILVERSTONE (L.), Fissure sealants. *Caries Research*, 8 : 2-26, 1974.

SIMONSEN (R.), STALLARD (R.), Fissure sealants : colored sealant retention 3 months post-application. *Quintess. Int.*, 2 : 81-86, 1977.

SIMONSEN (R.), Preventive resin restorations. *Quintess. Int.,* 1 : 69-76, 1978 ; 2 : 95-102, 1978.

SIMONSEN (R.), Preventive resin restorations : three-year results. *J. Amer. Dent. Ass.*, 100 : 535-539, 1980.

SIMONSEN (R.), The clinical effectiveness of colored pit and fissure sealant at 36 months. *J. Amer. Dent. Ass.*, 102 : 323-327, 1981.

SIMONSEN (R.), Retention and effectiveness of a single application of white sealant after 10 years. *J. Amer. Dent. Ass.*, 115 : 31-36, 1987.

SOBUE (S.), OKAMOTO (M.), MORIWAKI (Y.), Caries preventive effects of polycarboxylate cement containing F sealed on occlusal surfaces in newly erupted permanent molars. *Caries Res.*, 15 : 289-295, 1981.

SOMMERMATER (J.), FRANK (R.M.), Prévention de la carie par scellement des sillons dentaires. *J. Biol. Buc.*, 2 : 51-61, 1974.

STRAFFON (L.), MORE (F.), DENNISON (J.), Three-year clinical evaluation of sealants applied under rubber dam isolation. *J. Dent. Res.* 63 (Special Issue, Abstr. n° 400), 1984.

STRANG (R.), CUMMINGS (A.), STEPHEN (K.), McMENEMY (P.), Futher abrasion resistance and bond strength studies of fissure sealants. *J. Oral Rehab.*, 13 : 257-262, 1986.

THYLSTRUP (A.), POULSEN (S.), Retention and effectiveness of a chemically polymerised pit and fissure sealant after 12 months. *Comm. Dent. Oral Epid.*, 4 : 200, 1976.

ULVESTAD (H.), Evaluation of fissure sealing with a diluted composite sealant and a UV-light polymerized sealant after 36 months observation. *Scand. J. Dent. Res.*, 84 : 401-403, 1976.

VRBIC (V.), Five-year experience with fissure sealing. *Quintess. Int.*, 17 : 371-372, 1986.

WILLIAMS (B.), PRICE (R.), WINTER (G.), Fissure sealants : a two-year clinical trial. *Brit. Dent. J.*, 145 : 359-364, 1978.

# ILLUSTRATION DES FRAISES ET INSTRUMENTS DIAMANTÉS

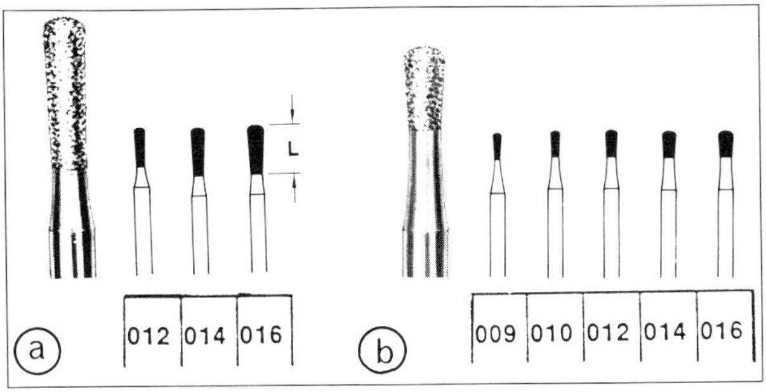


**Fig. A.** Instruments diamantés : *a)* hémisphérico-tronconique inversé long; *b)* hémisphérico-tronconique inversé court

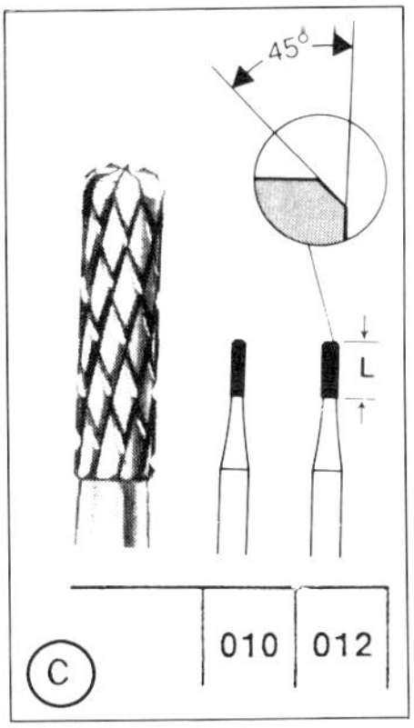


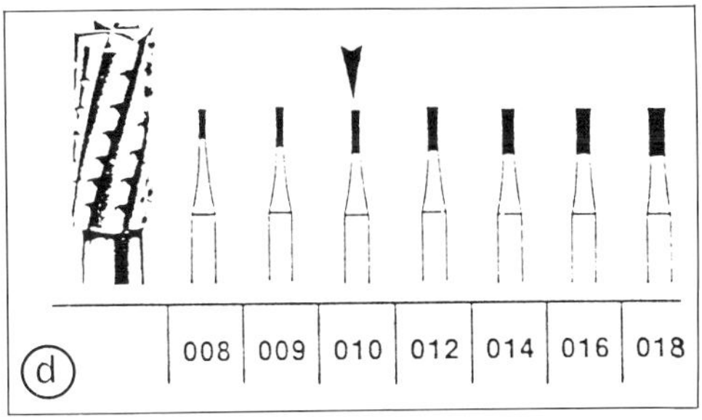


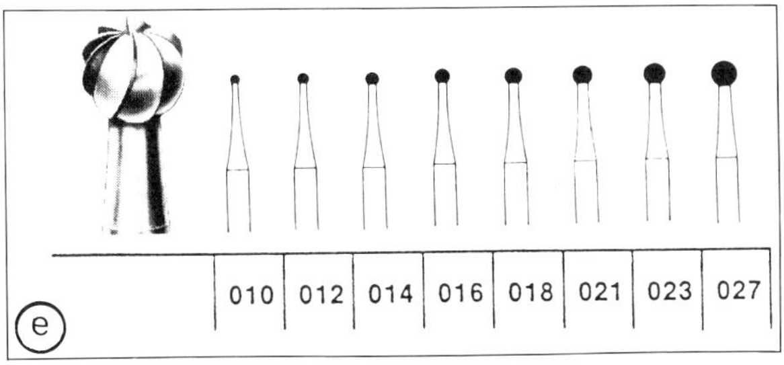


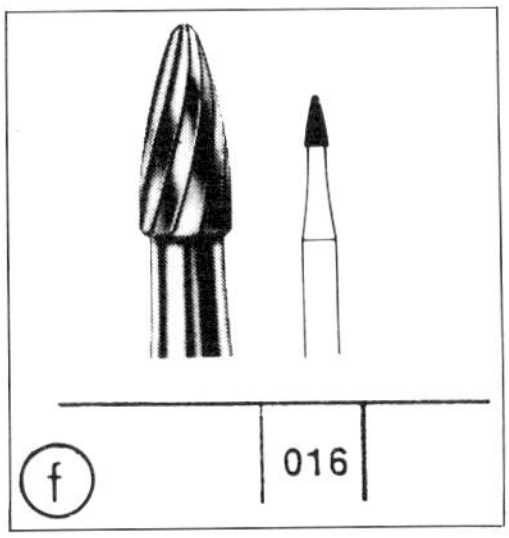


**Fig. B.** Fraises en carbure de tungstène : *c)* à double hélice symétrique; *d)* cross-cut normale; *e)* sphérique à lames performantes; *f)* paraboïdale.

TABLEAU XII. — **Fraises préconisées en odontologie conservatrice (U.C.L.).**

| | Mater (1) | Type | Grain (2) | ISO (2) (3) (4) (5) |
|---|---|---|---|---|
| **CAVITÉS** | | | | |
| Email | | Hémisphérico-tronconique | | |
| Cl II et IV | DIA | inversée longue | G | 806 314 234 534 012 (a) |
| Cl I, III et V | DIA | inversée courte | G | 806 314 233 534 010 (b) |
| Enlèvement ancien amalgame et taille dans la dentine | Tg | Fissure ergonomique à double hélice symétrique | E | 500 314 107 019 010 (c) |
| Alternative | Tg | Fissure cross-cut normale | | 500 314 107 007 010 (d) |
| Excavation | Tg | Sphériques à lames | | |
| | Tg | performantes | S | 500 204 H1S 014 (e) |
| | Tg | | S | 500 204 H1S 018 (e) |
| *Rétentions* (6) | Tg | | S | 500 204 H1S 023 (e) |
| Lissage des bords | Tg | Paraboïdale | 16L | 500 314 274 072 016 (f) |
| Biseau éventuel pour composites | | Utiliser diamants pour finissage de composites | | |
| **PRÉPARATION DE SILLONS POUR SEALANTS** | DIA | Hyperboloïdale | F | 806 314 466 514 031 (g) |
| **FINITIONS** | | | | |
| et réglages occlusion (7) | | | | |
| Polissage composites | | | | |
| | DIA | Hémisphérico-tronconique | F | 806 314 195 514 009 (h) |
| | DIA | Ellipsoïdale longitudinale longue | F | 806 314 277 514 023 (i) |
| | DIA | Conique | F | 806 314 164 514 014 (j) |
| | DIA | Hémisphérico-tronconique | EF | 806 314 195 504 009 (h) |
| | DIA | Ellipsoïdale longitudinale longue | EF | 806 314 277 504 023 (i) |
| | DIA | Conique | EF | 806 314 164 504 014 (j) |
| Sculpture et polis. Ag | Tg | Paraboïdale | 16L | 500 314 274 072 016 (f) |
| | Tg | Fraises sphériques | | (e) |
| **DIVERS** | | | | |
| Polissage et finitions (8) | | Disques Soflex pop-on | | 4 grains et 2 diamètres différents |
| | | Polissoirs pointes brunes | | 658 204 243 513 030 |
| | | Polissoirs pointes vertes | | 658 204 243 503 030 |
| | | Polissoirs cupules brunes | | 658 204 030 513 060 |
| | | Polissoirs cupules brunes | | 658 204 230 503 060 |
| | | Brossettes Néos cupule | | NEOS 835 CA NYLON |
| | | Cupules caoutchouc | | Cupules de YOUNG pr CA |
| Dégrossissages divers | CaS | Pointes montées vertes | | 655 204 243 513 025 |

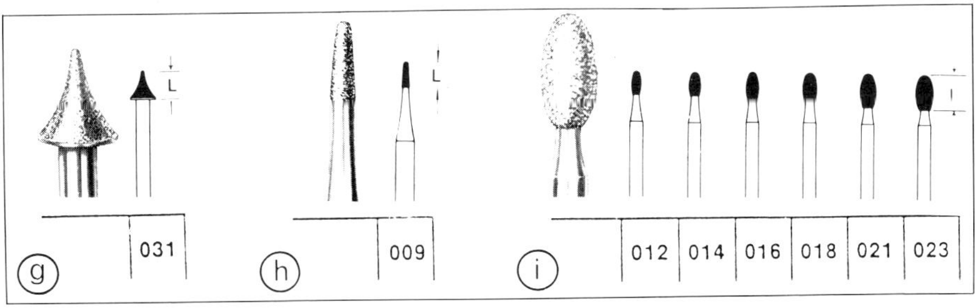


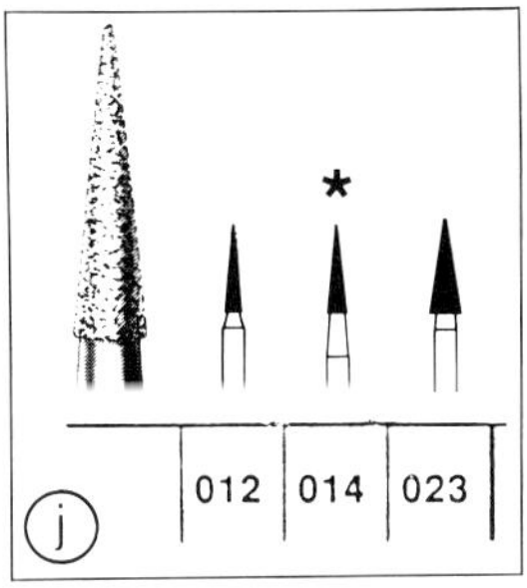


**Fig. C.** instruments diamantés : *g)* hyperboloïdal; *h)* hémisphérico-tronconique normal; *i)* ellipsoïdal longitudinal; *j)* conique allongé.

---

(1) DIA = diamant (ISO = 806), Tg = Tungstène (ISO = 500).
(2) Grain : G = Gros, M = Moyen, F = Fin, EF = Extra-fin, 16L = multilames, S = Coupe performante (alliage spécial, forme de lame spéciale).
(3) ISO 314 = FG = Friction Grip, ISO 204 = CA standard.
(4) Diamètre en 1/10 mm : dernier nombre du code ISO.
(5) Numéro de la figure dans les pages suivantes.
(6) Les rétentions sont faites automatiquement avec les fraises pour la taille de la cavité et pour l'excavation.
(7) Les réglages de l'occlusion peuvent se faire avec les fraises pour finitions (diamants, Tg et polissoirs).
(8) C'est sans doute au niveau des fraises pour finition des composites que les variations individuelles seront les plus importantes. Le set figurant dans cette liste n'est qu'une suggestion parmi d'autres au profit des indécis.
Voir figures A, B, C.

# LISTE ET CARACTÉRISTIQUE

TABLEAU XIII. — **Les composites du marché européen.**

| COMPOSITES | T | MO | POL | RX | Firme et Pays |
|---|---|---|---|---|---|
| Adaptic | C | Bg | Ch | – | Johnson & Johnson (U.S.A.) |
| Adaptic II | H | Bg | Li | + | Johnson & Johnson (U.S.A.) |
| Adaptic-Radiopaque | C | Bg | Ch | + | Johnson & Johnson (U.S.A.) |
| Amafil | H | Bg | Ch | | P. Roland (France) |
| Amalux | H | Bg | Li | – | P. Roland (France) |
| Aurafill | H | Bg | Li | – | Johnson & Johnson (U.S.A.) |
| Bioglos | H | Bg | Ch | – | De Trey (Suisse) |
| Brilliant | H | Bg | Ch | + | Coltène (Suisse) |
| Brilliant-Lux | H | Bg | Li | – | Coltène (Suisse) |
| Clearfil-F2 | C | Bg | Ch | – | Cavex-Kuraray (Pays-Bas) |
| Clearfil-Ray | H | Bg | Li | + | Cavex-Kuraray (Pays-Bas) |
| Clearfil-Posterior | H | Du | Ch | + | Cavex-Kuraray (Pays-Bas) |
| Command-Ultrafine | M | Bg | Li | | Kerr-Sylron (U.S.A.) |
| Compolux | M | Bg | Li | – | Septodont (France) |
| Compolux-Molaire | H | Bg | Li | + | Septodont (France) |
| Concise | C | Bg | Ch | – | 3M Co. (U.S.A.) |
| Concise-Radiopaque | C | Bg | Li | + | 3M Co (U.S.A.) |
| Dentoria | C | ? | Ch | – | Dentoria (France) |
| Dentron-Nano-Lux-7 | M | De | Li | + | Dentron AG (Suisse) |
| Dentron-Posterior-Lux | M | Du | Li | + | Dentron AG (Suisse) |
| Distalite | H | Du | Li | + | Johnson & Johnson (U.S.A.) |
| Durafill | M | Du | Li | | Kulzer (R.F.A.) |
| Estic-Microfil | M | Du | Ch | – | Kulzer (R.F.A.) |
| Estilux-Hybrid | H | Bg | Li | – | Kulzer (R.F.A.) |
| Estilux-Posterior-VS | H | Bg | Li | – | Kulzer (R.F.A.) |
| Estilux-Posterior-XR | H | Bg | Li | + | Kulzer (R.F.A.) |
| Finesse | H | Bg | Ch | – | Caulk Co. (U.S.A.) |
| Ful-Fil | H | Du | Li | + | Caulk Co. (U.S.A.) |
| Heliomolar | M | Du | Li | – | Vivadent (Liechtenstein) |
| Heliosit | M | Du | Li | – | Vivadent (Liechtenstein) |
| Herculite | H | Du | Li | + | Kerr-Sybron (U.S.A.) |
| Isomolar | M | Du | Ch | – | Vivadent (Liechtenstein) |
| Isopast | M | Du | Ch | – | Vivadent (Liechtenstein) |
| Lumifor | H | Bg | Li | + | Bayer (R.F.A.) |

# ES COMPOSITES

TABLEAU XIII *(Suite)*.

| COMPOSITES | T | MO | POL | RX | Firme et Pays |
|---|---|---|---|---|---|
| Miradapt | H | Bg | Ch | + | Johnson & Johnson (U.S.A.) |
| Nimetic | M | Bg | Ch | + | Espe (R.F.A.) |
| Nimetic-Dispers | M | Bg | Ch | + | Espe (R.F.A.) |
| Occlusin | H | Du | Li | + | I.C.I. (G.-B.) |
| Opalux | H | Du | Li | + | I.C.I. (G.-B.) |
| P-10 | H | Bg | Ch | – | 3M Co. (U.S.A.) |
| P-30 | H | Bg | Li | + | 3M Co. (U.S.A.) |
| P-50 | H | Bg | Li | + | 3M Co. (U.S.A.) |
| Pekalux | H | Bg | Li | + | Bayer (R.F.A.) |
| Photoclearfil-A | H | Bg | Li | + | Cavex-Kuraray (Pays-Bas) |
| Prisma-Fil | C | Du | Li | + | Caulk Co. (U.S.A.) |
| Prisma-Fine | M | Du | Li | – | Caulk Co. (U.S.A.) |
| Profile | C | Bg | Ch | + | Caulk Co. (U.S.A.) |
| Protosit | ? | ? | ? | ? | Kettenbach (R.F.A.) |
| Restozine-P.L. | ? | ? | ? | ? | Zizine (France) |
| Restozine-x | ? | ? | ? | ? | Zizine (France) |
| Silar | M | Bg | Ch | – | 3M Co. (U.S.A.) |
| Silux | M | Bg | Li | – | 3M Co. (U.S.A.) |
| Sinterfil | H | Bg | Ch | – | P. Roland (France) |
| Sinterlux | H | Bg | Li | + | P. Roland (France) |
| Visio-Dispers | M | Bg | Li | – | Espe (R.F.A.) |
| Visio-Fil | H | Bg | Li | + | Espe (R.F.A.) |
| Visio-Molar | H | Bg | Li | + | Espe (R.F.A.) |
| Vytol | H | Bg | Ch | + | Caulk Co. (U.S.A.) |
| Valux | H | Bg | Li | – | 3M Co. (U.S.A.) |

*N. B. :* 1. Dans la colonne intitulée T, la lettre C signifie que le composite est de type conventionnel, la lettre M signale un composite microfin et la lettre H un composite hybride.

2. La colonne intitulée MO signale la nature du monomère : Bg pour le Bis-GMA et Du pour le composite à base exclusive ou partielle de di-uréthane.

3. La colonne intitulée POL indique le système de polymérisation : Ch pour la chimiopolymérisation et Li pour la photopolymérisation.

4. La colonne intitulée RX signale si oui (+) ou non (–) le composite est radio-opaque.

5. La dernière colonne donne le nom de la firme productrice et le pays d'origine.

# TABLE DES MATIÈRES

**Éditions CdP**
77, rue de Richelieu, 75002 PARIS
(1) 42.61.50.65
Dépôt légal : 3e trim. 1989

Imprimé
en France

IMPRIMERIE BARNÉOUD
LAVAL (Mayenne)
N° 9461 — 9-1989